人体经络穴位使用图册

上海中医药大学针灸推拿学院教授

徐 平 主编

化学工业出版社

·北京·

图书在版编目（CIP）数据

人体经络穴位使用图册/徐平主编． —北京：化学
工业出版社，2011.5（2025.2重印）
ISBN 978-7-122-10212-6

Ⅰ．人…　Ⅱ．徐…　Ⅲ．①经络-图解②穴位-图
解　Ⅳ．R224.4

中国版本图书馆CIP数据核字（2010）第253672号

责任编辑：杨骏翼　高　霞　严　洁　　　　　　装帧设计：关　飞
责任校对：边　涛

出版发行：化学工业出版社（北京市东城区青年湖南街13号　邮政编码100011）
印　　装：天津裕同印刷有限公司
880mm×1230mm　1/16　印张3　字数87千字　　　2025年2月北京第1版第27次印刷

购书咨询：010-64518888　　　　　　　　　　售后服务：010-64518899
网　　址：http://www.cip.com.cn
凡购买本书，如有缺损质量问题，本社销售中心负责调换。

定　　价：19.80元

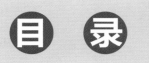 目 录

手太阴肺经

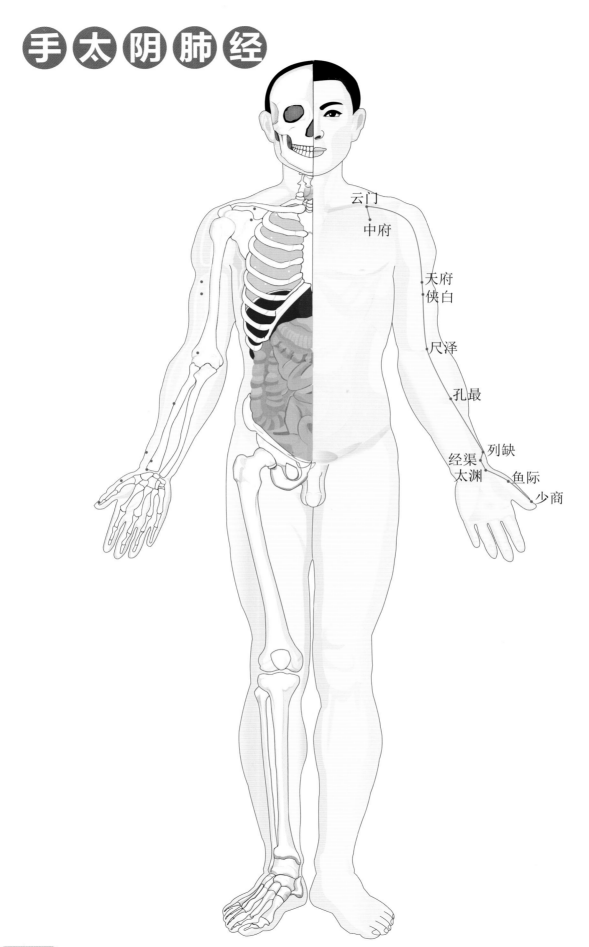

云门
中府
天府
侠白
尺泽
孔最
列缺
经渠
太渊
鱼际
少商

穴位	定　位	主　治
中府	胸部，横平第1肋间隙，锁骨下窝外侧，前正中线旁开6寸	咳嗽，气喘，胸痛，胸部胀满，肩背痛
云门	胸部，锁骨下窝凹陷中，肩胛骨喙突内缘，前正中线旁开6寸	咳嗽，气喘，胸痛，胸中烦满，肩臂痛
天府	臂前区，腋前纹头下3寸，肱二头肌桡侧缘处	气喘，鼻衄，上臂内侧痛
侠白	臂前区，腋前纹头下4寸，肱二头肌桡侧缘处	咳嗽，胸闷烦满，上臂内侧痛
尺泽	肘区，肘横纹上，肱二头肌腱桡侧缘凹陷中	咳喘，咳血，潮热，咽喉肿痛，肘臂挛痛
孔最	前臂前区，腕掌侧远端横纹上7寸，尺泽与太渊连线上	咳血，鼻衄，咳喘，胸痛，咽喉肿痛
列缺	前臂，腕掌侧远端横纹上1.5寸，拇短伸肌腱与拇长展肌腱之间，拇长展肌腱沟的凹陷中	偏、正头痛，项强，咳喘，咽喉肿痛，齿痛
经渠	前臂前区，腕掌侧远端横纹上1寸，桡骨茎突与桡动脉之间	咳喘，胸痛，咽喉肿痛，手腕痛
太渊	腕前区，桡骨茎突与舟状骨之间，拇长展肌腱尺侧凹陷中	咳喘，胸痛，咳血，咽喉肿痛，心悸
鱼际	手外侧，第1掌骨桡侧中点赤白肉际处	咳嗽，咳血，咽喉肿痛，失音，发热
少商	手指，拇指末节桡侧，指甲根角侧上方0.1寸	咽喉肿痛，发热，昏厥，癫狂，手指麻木、疼痛

肺经经穴主要用于防治以下病症

- 呼吸道病症：咳嗽，气喘，咳血，胸部满痛，咽喉疼痛，失音等；
- 神志病：昏厥，癫狂；
- 经脉循行所过处不适：肩臂痛，肘臂痛，手腕痛，手指麻木、疼痛；
- 其他：齿痛，心悸。

手阳明大肠经

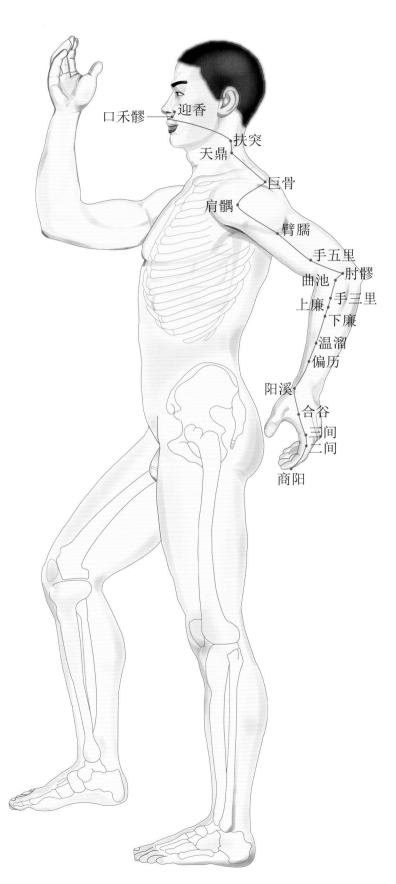

口禾髎—迎香
扶突
天鼎
巨骨
肩髃
臂臑
手五里
肘髎
曲池
上廉
手三里
下廉
温溜
偏历
阳溪
合谷
三间
二间
商阳

穴位	定 位	主 治
商阳	手指，食指末节桡侧，指甲根角侧上方0.1寸（指寸）	咽喉肿痛，齿痛，热病汗不出，昏迷，手指麻木
二间	手指，第2掌指关节桡侧远端赤白肉际处	目痛，鼻衄，齿痛，咽喉肿痛，热病
三间	手背，第2掌指关节桡侧近端凹陷中	齿痛，目痛，咽喉肿痛，手指及手背红肿
合谷	手背，第2掌骨桡侧的中点处	头面五官病症，汗症，痢疾，便秘，闭经
阳溪	腕区，腕背侧远端横纹桡侧，桡骨茎突远端，解剖学"鼻烟窝"凹陷中	头痛，目赤肿痛，齿痛，咽喉肿痛，手腕痛
偏历	前臂，腕背侧远端横纹上3寸，阳溪与曲池的连线上	目赤，耳鸣耳聋，鼻衄，咽喉痛，水肿
温溜	前臂，腕背侧远端横纹上5寸，阳溪与曲池的连线上	头痛，面肿，咽喉疼痛，肠鸣腹痛，肘臂痠痛
下廉	前臂，肘横纹下4寸，阳溪与曲池的连线上	腹痛，肠鸣，肘臂痛，上肢不遂
上廉	前臂，肘横纹下3寸，阳溪与曲池的连线上	手臂麻木，肩臂痠痛，上肢不遂，肠鸣，腹痛
手三里	前臂，肘横纹下2寸，阳溪与曲池的连线上	齿痛，颊肿，上肢不遂，肩背疼痛，腹泻
曲池	肘区，尺泽与肱骨外上髁连线的中点处	热病，咽喉肿痛，目赤痛，风疹，上肢不遂
肘髎	肘区，肱骨外上髁上缘，髁上嵴的前缘	肘臂痠痛、麻木、挛急
手五里	臂部，肘横纹上3寸，曲池与肩髃连线上	肘臂挛痛，瘰疬
臂臑	臂部，曲池上7寸，三角肌前缘处	肩臂痛，颈项拘急，瘰疬
肩髃	三角肌区，肩峰外侧缘前端与肱骨大结节两骨间凹陷中	肩臂疼痛，上肢不遂，瘰疬，风疹
巨骨	肩胛区，锁骨肩峰端与肩胛冈之间凹陷中	肩臂疼痛，抬举不利
天鼎	颈部，横平环状软骨，胸锁乳突肌后缘	暴喑，咽喉肿痛，瘰疬，气瘿
扶突	胸锁乳突肌区，横平喉结，胸锁乳突肌前、后缘中间	咳喘，咽喉肿痛，暴喑，瘰疬，气瘿
口禾髎	面部，横平人中沟上1/3与下2/3交点，鼻孔外缘直下	鼻塞，鼽衄，口㖞，口噤
迎香	面部，鼻翼外缘中点旁，鼻唇沟中	鼻塞，鼽衄，鼻渊，口㖞，面肿

大肠经经穴主要用于防治以下病症

● 头面五官病症：目痛，鼻衄，齿痛，咽喉肿痛，耳鸣耳聋，头痛；
● 肠胃道病症：腹痛，肠鸣，腹泻，痢疾；
● 经脉循行所过处不适：肩臂痛，上肢不遂，手指麻木；
● 其他：热病，风疹，瘰疬，气瘿，水肿。

足阳明胃经

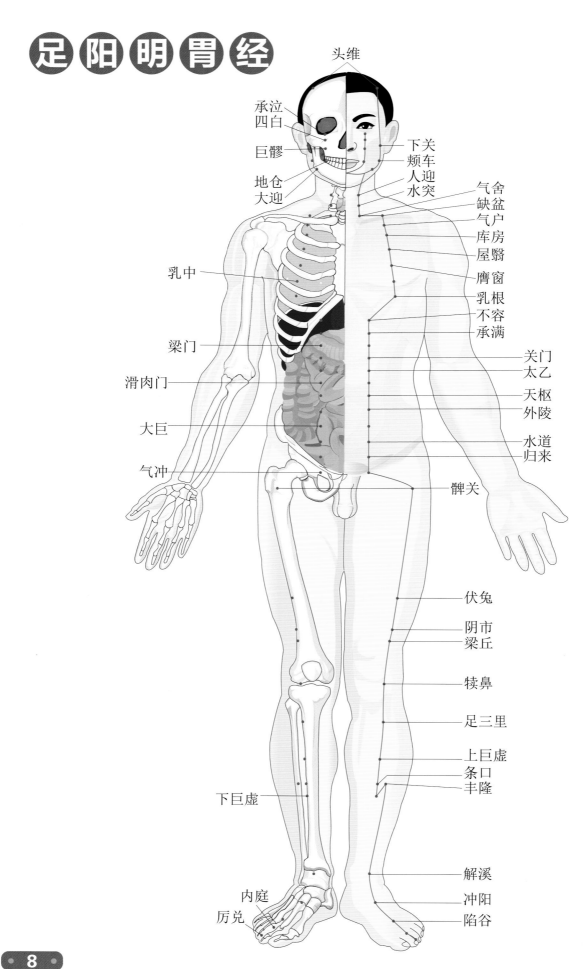

头维

承泣
四白
巨髎
地仓
大迎

下关
颊车
人迎
水突

气舍
缺盆
气户
库房
屋翳
膺窗
乳根
不容
承满

乳中

关门
太乙
天枢
外陵
水道
归来

梁门

滑肉门

大巨

气冲

髀关

伏兔
阴市
梁丘

犊鼻

足三里

上巨虚
条口
丰隆

下巨虚

解溪
冲阳
陷谷

内庭
厉兑

穴位	定 位	主 治
承泣	面部，眼球与眶下缘之间，瞳孔直下	目赤肿痛，流泪，夜盲，眼睑眴动，口眼㖞斜
四白	面部，眶下孔处	目赤痛痒，目翳，眼睑眴动，口眼㖞斜，面痛
巨髎	面部，横平鼻翼下缘，瞳孔直下	口眼㖞斜，眼睑眴动，鼻衄，齿痛，面痛
地仓	面部，口角旁开0.4寸(指寸)	口角㖞斜，流涎，眼睑眴动
大迎	面部，下颌角前方，咬肌附着部的前缘凹陷中，面动脉搏动处	口眼㖞斜，口噤，颊肿，齿痛，面痛
颊车	面部，下颌角前上方一横指(中指)	口眼㖞斜，齿痛，颊肿，痄腮，口噤
下关	面部，颧弓下缘中央与下颌切迹之间凹陷中	耳聋耳鸣，齿痛，口眼㖞斜，面痛，牙关开合不利
头维	头部，额角发际直上0.5寸，头正中线旁开4.5寸	头痛，目眩，目痛，流泪
人迎	颈部，横平喉结，胸锁乳突肌前缘，颈总动脉搏动处	咽喉肿痛，喘息，气瘿，头痛，眩晕
水突	颈部，横平环状软骨，胸锁乳突肌前缘	喘息，咳嗽，咽喉肿痛，瘿瘤
气舍	胸锁乳突肌区，锁骨上小窝，锁骨胸骨端上缘，胸锁乳突肌胸骨头与锁骨头中间的凹陷中	咽喉肿痛，颈项强痛，喘息，呃逆，瘿瘤
缺盆	颈外侧区，锁骨上大窝，锁骨上缘凹陷中，前正中线旁开4寸	咳嗽，气喘，咽喉肿痛，缺盆中痛
气户	胸部，锁骨下缘，前正中线旁开4寸	气喘，咳嗽，呃逆，胸部胀满，胸胁痛
库房	胸部，第1肋间隙，前正中线旁开4寸	咳嗽，胸胁胀痛
屋翳	胸部，第2肋间隙，前正中线旁开4寸	咳嗽，气喘，胸胁胀痛，乳痈
膺窗	胸部，第3肋间隙，前正中线旁开4寸	咳嗽，气喘，胸胁胀痛，乳痈
乳中	胸部，乳头中央	
乳根	胸部，第5肋间隙，前正中线旁开4寸	咳嗽，气喘，胸痛，乳痈，乳汁少
不容	上腹部，脐中上6寸，前正中线旁开2寸	呕吐，胃痛，腹胀，食欲不振
承满	上腹部，脐中上5寸，前正中线旁开2寸	呕吐，胃痛，腹胀，食欲不振
梁门	上腹部，脐中上4寸，前正中线旁开2寸	呕吐，胃痛，腹胀，食欲不振，泄泻
关门	上腹部，脐中上3寸，前正中线旁开2寸	腹胀，腹痛，肠鸣，泄泻，水肿
太乙	上腹部，脐中上2寸，前正中线旁开2寸	胃痛，心烦，癫狂，消化不良
滑肉门	上腹部，脐中上1寸，前正中线旁开2寸	胃痛，呕吐，癫狂
天枢	腹部，横平脐中，前正中线旁开2寸	腹痛，便秘，泄泻，月经不调，水肿

足阳明胃经

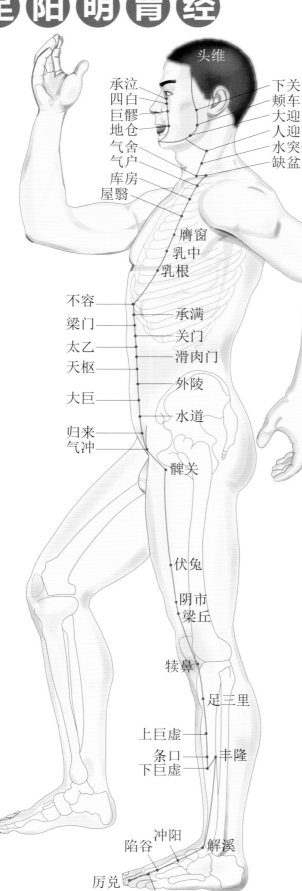

头维

承泣
四白
巨髎
地仓
气舍
气户
库房
屋翳

下关
颊车
大迎
人迎
水突
缺盆

膺窗
乳中
乳根

不容
梁门
太乙
天枢
大巨
归来
气冲

承满
关门
滑肉门
外陵
水道

髀关

伏兔
阴市
梁丘

犊鼻

足三里

上巨虚
条口
下巨虚

丰隆

冲阳
陷谷
厉兑
内庭

解溪

胃经经穴主要用于防治以下病症

- 头面五官病症：目赤肿痛，流泪，夜盲，眼睑瞤动，口眼㖞斜，鼻衄，耳聋耳鸣，咽喉肿痛，齿痛，面痛，头痛，眩晕；
- 呼吸道病症：咳嗽，气喘，胸部胀满；
- 肠胃道病症：呃逆，胃痛，呕吐，腹胀，腹痛，泄泻，便秘；
- 泌尿生殖系统疾病：月经不调，痛经，遗精，早泄，小便不利；
- 神志病：癫狂，梦魇，多梦；
- 经脉循行所过处不适：颈项强痛，缺盆中痛，胸胁痛，乳痈，少腹胀满，下肢痹痛，足背痛；
- 其他：水肿，热病。

穴位	定　位	主　治
外陵	下腹部，脐中下1寸，前正中线旁开2寸	腹痛，疝气，痛经
大巨	下腹部，脐中下2寸，前正中线旁开2寸	少腹胀满，小便不利，疝气，遗精，早泄
水道	下腹部，脐中下3寸，前正中线旁开2寸	小腹胀满，小便不利，水肿，痛经，不孕
归来	下腹部，脐中下4寸，前正中线旁开2寸	腹痛，痛经，月经不调，带下，阴挺
气冲	腹股沟区，耻骨联合上缘，前正中线旁开2寸，动脉搏动处	腹痛，肠鸣，外阴肿痛，阳痿，月经不调
髀关	股前区，股直肌近端，缝匠肌与阔筋膜张肌3条肌肉之间凹陷中	下肢痿痹、疼痛、屈伸不利
伏兔	股前区，髌底上6寸，髂前上棘与髌底外侧端的连线上	腰胯痛，膝冷，下肢痿痹
阴市	股前区，髌底上3寸，股直肌肌腱外侧缘	腿膝麻痹、痿痛、屈伸不利，腹胀，腹痛
梁丘	股前区，髌底上2寸，股外侧肌与股直肌肌腱之间	膝胫痹痛，下肢不遂，胃痛，乳痈
犊鼻	膝前区，髌韧带外侧凹陷中	膝痛、麻木、屈伸不利
足三里	小腿外侧，犊鼻下3寸，犊鼻与解溪连线上	消化道疾病，乳痈，膝胫痿痛，虚劳羸瘦，癫狂
上巨虚	小腿外侧，犊鼻下6寸，犊鼻与解溪连线上	腹痛，腹胀，泄泻，便秘，下肢痿痹
条口	小腿外侧，犊鼻下8寸，犊鼻与解溪连线上	膝胫麻木、痿痛，足缓不收，肩痛不举，脘腹疼痛
下巨虚	小腿外侧，犊鼻下9寸，犊鼻与解溪连线上	泄泻，少腹痛，腰脊痛引睾丸，下肢痿痹，乳痈
丰隆	小腿外侧，外踝尖上8寸，胫骨前肌的外缘	眩晕，咳喘，便秘，癫狂，下肢痿痹
解溪	踝区，踝关节前面中央凹陷中，当拇长伸肌腱与趾长伸肌腱之间	下肢痿痹，癫证，头痛，腹胀，便秘
冲阳	足背，第2跖骨基底部与中间楔状骨关节处，可触及足背动脉	上齿痛，口眼㖞斜，胃痛，腹胀，足背红肿
陷谷	足背，第2、3跖骨间，第2跖趾关节近端凹陷中	面浮，身肿，腹痛，足背肿痛，足痿无力
内庭	足背，第2、3趾间，趾蹼缘后方赤白肉际处	齿痛，咽喉痛，面痛，胃痛，热病
厉兑	足趾，第2趾末节外侧，趾甲根角侧后方0.1寸(指寸)	齿痛，喉痹，热病，多梦，癫狂

足太阴脾经

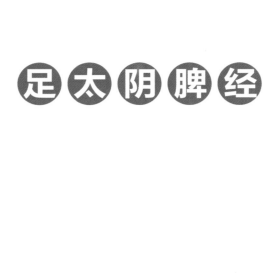

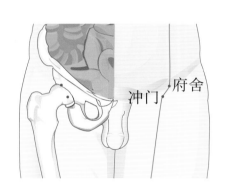

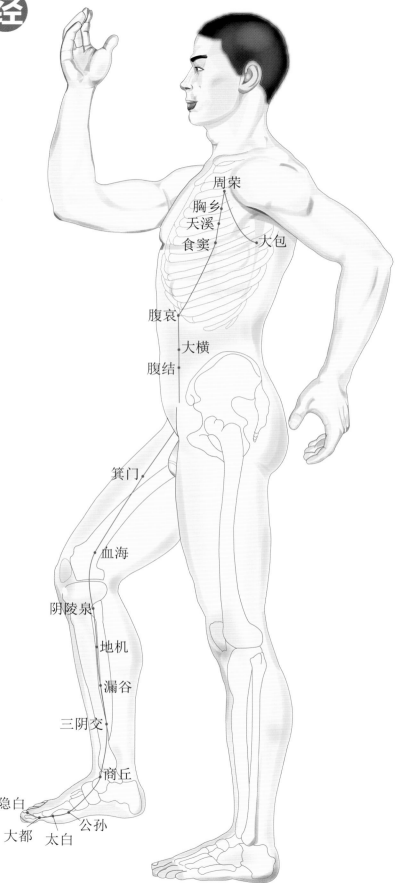

周荣
胸乡
天溪
食窦
大包
腹哀
大横
腹结
府舍
冲门
箕门
血海
阴陵泉
地机
漏谷
三阴交
商丘
隐白
公孙
大都
太白

穴位	定 位	主 治
隐白	足趾，大趾末节内侧，趾甲根角侧后方0.1寸（指寸）	崩漏，便血，梦魇，多梦，癫狂
大都	足趾，第1跖趾关节远端赤白肉际凹陷中	腹胀，胃痛，便秘，热病无汗
太白	跖区，第1跖趾关节近端赤白肉际凹陷中	胃痛，腹胀，便秘，吐泻，身重
公孙	跖区，第1跖骨基底的前下缘赤白肉际处	胃痛，呕吐，腹痛，泄泻，胸闷
商丘	踝区，内踝前下方，舟骨粗隆与内踝尖连线中点凹陷处	便秘，泄泻，舌本强痛，足踝痛，痔疾
三阴交	小腿内侧，内踝尖上3寸，胫骨内侧缘后际	腹痛腹胀，妇科诸症，男科诸症，遗尿，失眠
漏谷	小腿内侧，内踝尖上6寸，胫骨内侧缘后际	腹胀，肠鸣，下肢痿痹
地机	小腿内侧，阴陵泉下3寸，胫骨内侧缘后际	腹痛，泄泻，小便不利，月经不调，遗精
阴陵泉	小腿内侧，胫骨内侧髁下缘与胫骨内侧缘之间的凹陷中	泄泻，水肿，黄疸，痛经，膝痛
血海	股前区，髌底内侧端上2寸，股内侧肌隆起处	月经不调，风疹，湿疹，丹毒，股内侧痛
箕门	股前区，髌底内侧端与冲门的连线上1/3与下2/3交点，长收肌和缝匠肌交角的动脉搏动处	小便不利，遗尿，腹股沟肿痛，下肢痿痹
冲门	腹股沟区，腹股沟斜纹中，髂外动脉搏动处的外侧	腹痛，疝气，崩漏，带下，小便不利
府舍	下腹部，脐中下4.3寸，前正中线旁开4寸	少腹痛，疝气
腹结	下腹部，脐中下1.3寸，前正中线旁开4寸	绕脐腹痛，腹胀，疝气，泄泻，便秘
大横	腹部，脐中旁开4寸	腹痛，腹胀，泄泻，痢疾，便秘
腹哀	上腹部，脐中上3寸，前正中线旁开4寸	腹痛，食不化，便秘，泄泻，痢疾
食窦	胸部，第5肋间隙，前正中线旁开6寸	胸胁胀痛，腹胀，反胃
天溪	胸部，第4肋间隙，前正中线旁开6寸	胸胁胀痛，咳嗽，气逆，乳痈，乳汁少
胸乡	胸部，第3肋间隙，前正中线旁开6寸	胸胁胀痛
周荣	胸部，第2肋间隙，前正中线旁开6寸	胸胁胀满，咳嗽气逆
大包	胸外侧区，第6肋间隙，在腋中线上	胸胁痛，气喘，全身疼痛，四肢无力

脾经经穴主要用于防治以下病症

● 肠胃道疾病：腹满，胃痛，吐泻，痢疾，便秘，痔疾；
● 泌尿生殖系统疾病：月经不调，带下病，不孕，滞产，遗精，早泄，小便不利，遗尿；
● 神志病：梦魇，癫狂；
● 呼吸道病症：咳嗽，气逆；
● 皮肤病症：风疹，湿疹，丹毒；
● 经脉循行所过处不适：足踝痛，下肢痿痹，胸胁胀痛。

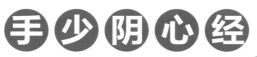

手少阴心经

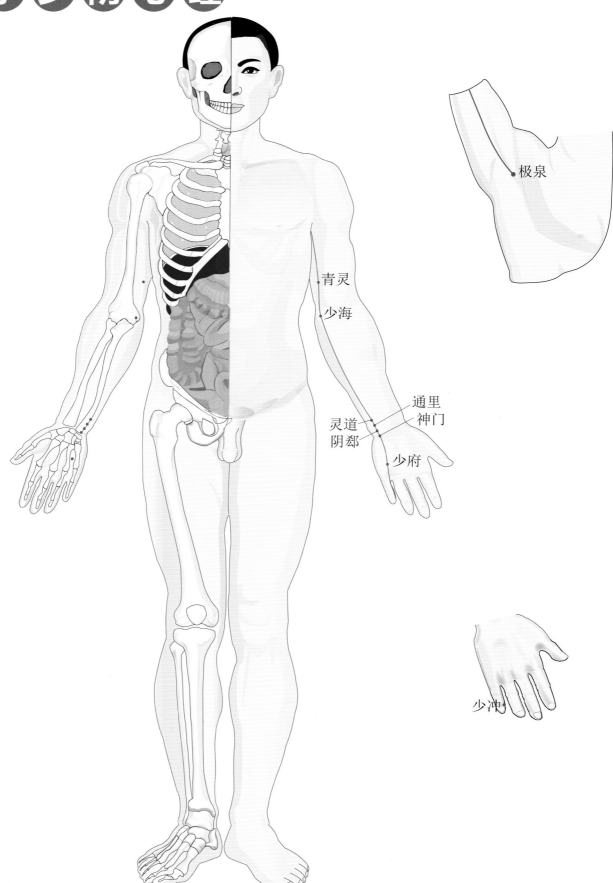

极泉

青灵

少海

通里
神门

灵道
阴郄

少府

少冲

穴 位	定 位	主 治
极泉	腋区，腋窝中央，腋动脉搏动处	心痛，心悸，胁肋痛，肘臂痛，咽干
青灵	臂前区，肘横纹上3寸，肱二头肌的内侧沟中	心痛，胁痛，肩臂痛
少海	肘前区，横平肘横纹，肱骨内上髁前缘	心痛，手臂挛痛、麻木，手颤，腋胁痛，瘰疬
灵道	前臂前区，腕掌侧远端横纹上1.5寸，尺侧腕屈肌腱的桡侧缘	心痛，心悸，肘臂挛痛，暴喑
通里	前臂前区，腕掌侧远端横纹上1寸，尺侧腕屈肌腱的桡侧缘	心悸、头晕，咽喉肿痛，暴喑，腕臂痛
阴郄	前臂前区，腕掌侧远端横纹上0.5寸，尺侧腕屈肌腱的桡侧缘	惊悸，吐血，衄血，骨蒸盗汗，暴喑
神门	腕前区，腕掌侧远端横纹尺侧端，尺侧腕屈肌腱的桡侧缘	惊悸，健忘，不寐，癫狂痫，痴呆
少府	手掌，横平第5掌指关节近端，第4、第5掌骨之间	心悸，掌中热，遗尿，小便不利，阴痒
少冲	手指，小指末节桡侧，指甲根角侧上方0.1寸（指寸）	心悸，胸胁痛，癫狂，热病，昏厥

心经经穴主要用于防治以下病症

- 心胸病症：心痛，心悸，胸胁痛；
- 神志病：昏厥，癫狂痫，痴呆，健忘，不寐；
- 经脉循行所过处不适：肩臂痛，肘臂痛，掌中热；
- 其他：咽干，暴喑，吐衄，热病，小便不利，阴痒。

手太阳小肠经

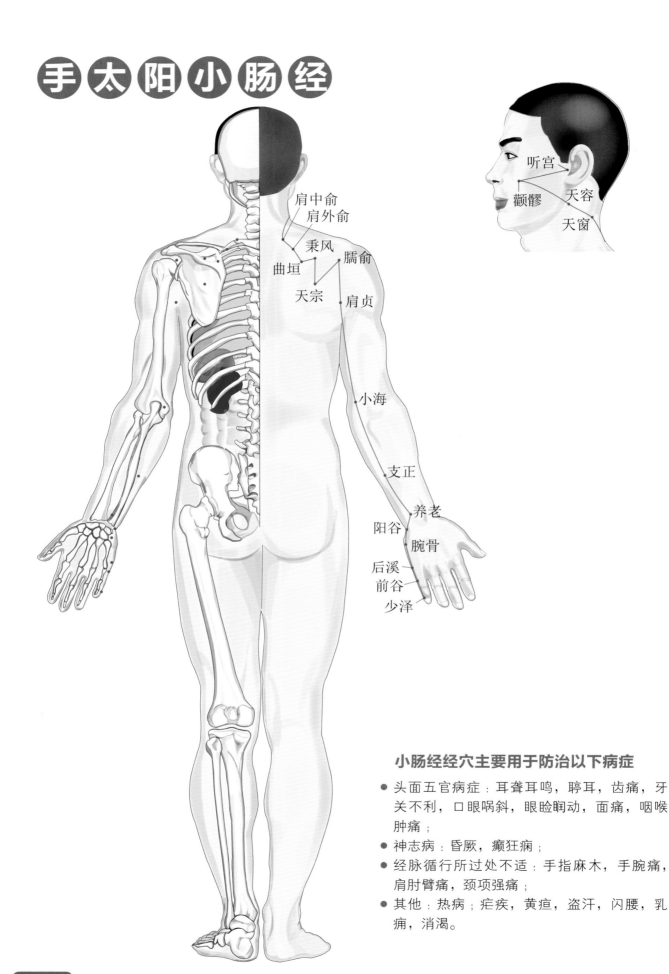

听宫
颧髎
天容
天窗

肩中俞
肩外俞
秉风
曲垣
臑俞
天宗
肩贞

小海

支正

养老
阳谷
腕骨
后溪
前谷
少泽

小肠经经穴主要用于防治以下病症

- 头面五官病症：耳聋耳鸣，聤耳，齿痛，牙关不利，口眼㖞斜，眼睑瞤动，面痛，咽喉肿痛；
- 神志病：昏厥，癫狂痫；
- 经脉循行所过处不适：手指麻木，手腕痛，肩肘臂痛，颈项强痛；
- 其他：热病；疟疾，黄疸，盗汗，闪腰，乳痛，消渴。

穴位	定 位	主 治
少泽	手指，小指末节尺侧，指甲根角侧上方0.1寸(指寸)	咽喉肿痛，目赤，昏厥，乳痈，乳少
前谷	手指，第5掌指关节尺侧远端赤白肉际凹陷中	手指麻木，热病，耳鸣，头痛，小便赤
后溪	手内侧，第5掌指关节尺侧近端赤白肉际凹陷中	头项强痛，闪腰，耳鸣耳聋，疟疾，盗汗
腕骨	腕区，第5掌骨底与三角骨之间的赤白肉际凹陷中	项强，热病无汗，疟疾，黄疸，消渴
阳谷	腕后区，尺骨茎突与三角骨之间的凹陷中	头痛、耳鸣耳聋，颈颌肿，手腕痛，热病
养老	前臂后区，腕背横纹上1寸，尺骨头桡侧凹陷中	目视不明，项强，肘、肩、臂疼痛
支正	前臂后区，腕背侧远端横纹上5寸，尺骨尺侧与尺侧腕屈肌之间	项强，头痛，目眩，热病，癫狂
小海	肘后区，尺骨鹰嘴与肱骨内上髁之间凹陷中	头痛，颌肿颈痛，肩肘臂痛，痫证
肩贞	肩胛区，肩关节后下方，腋后纹头直上1寸	肩胛痛，手臂不举
臑俞	肩胛区，腋后纹头直上，肩胛冈下缘凹陷中	肩臂痠痛无力
天宗	肩胛区，肩胛冈中点与肩胛骨下角连线上1/3与下2/3交点凹陷中	肩胛痛，肘臂外后侧痛，气喘，乳痈
秉风	肩胛区，肩胛冈中点上方冈上窝中	肩胛痛，上肢痠麻，肩臂不举
曲垣	肩胛区，肩胛冈内侧端上缘凹陷中	肩胛拘急疼痛
肩外俞	脊柱区，第1胸椎棘突下，后正中线旁开3寸	肩背痠痛，颈项强痛
肩中俞	脊柱区，第7颈椎棘突下，后正中线旁开2寸处	咳嗽，气喘，肩背痠痛，唾血
天窗	颈部，横平喉结，胸锁乳突肌的后缘	咽喉肿痛，暴喑，耳聋，耳鸣，颈项强痛
天容	颈部，下颌角后方，胸锁乳突肌的前缘凹陷中	耳聋，耳鸣，咽喉肿痛，颊肿，气瘿
颧髎	面部，颧骨下缘，目外眦直下凹陷中	口眼㖞斜，眼睑瞤动，齿痛，面痛，目黄
听宫	面部，耳屏正中与下颌骨髁突之间的凹陷中	耳聋耳鸣，聤耳，齿痛，牙关不利

足太阳膀胱经

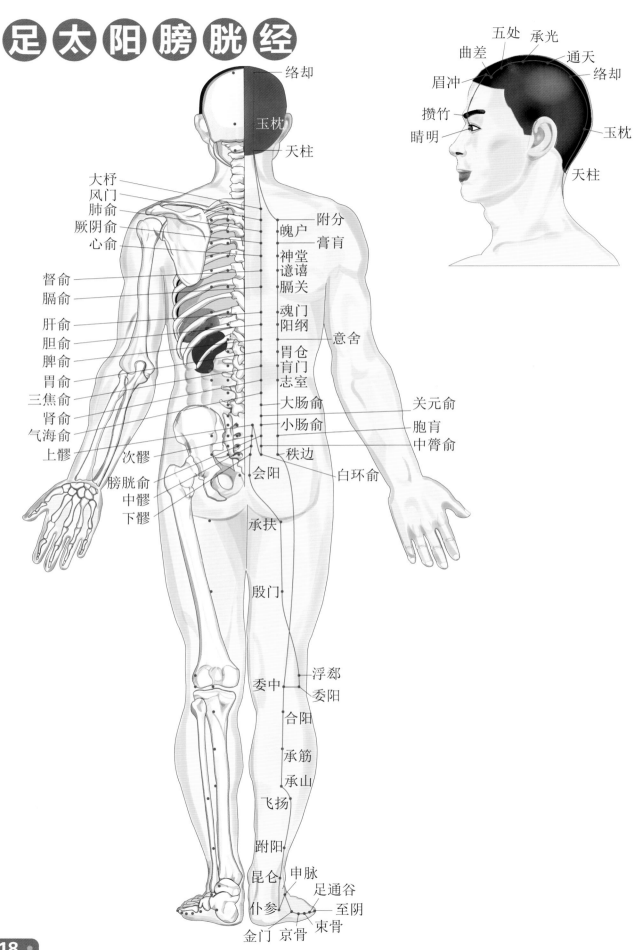

络却
玉枕
天柱

大杼
风门
肺俞
厥阴俞
心俞

附分
魄户
膏肓
神堂
譩譆
膈关

督俞
膈俞

肝俞
胆俞
脾俞
胃俞
三焦俞
肾俞
气海俞
上髎

魂门
阳纲
意舍

胃仓
胃俞
志室

大肠俞
小肠俞
秩边
会阳

关元俞
胞肓
中膂俞
白环俞

次髎
膀胱俞
中髎
下髎

承扶

殷门

浮郄
委中
委阳
合阳
承筋
承山
飞扬
跗阳
昆仑
仆参
金门 京骨

申脉
足通谷
至阴
束骨

五处 承光
曲差 通天
眉冲 络却
攒竹
睛明 玉枕
天柱

穴位	定 位	主 治
睛明	面部，目内眦内上方眶内侧壁凹陷中	目疾，闪腰
攒竹	面部，眉头凹陷中，额切迹处	头痛，目疾，眼睑瞤动，面瘫，腰痛
眉冲	头部，额切迹直上入发际0.5寸	头痛，眩晕，鼻塞，痫证
曲差	头中，前发际正中直上0.5寸，旁开1.5寸	头痛，鼻塞，鼻衄，目视不明，目眩
五处	头部，前发际正中直上1寸，旁开1.5寸	头痛，目眩，痫证
承光	头部，前发际正中直上2.5寸，旁开1.5寸	头痛，目眩，鼻塞
通天	头部，前发际正中直上4寸，旁开1.5寸	头痛，眩晕，鼻塞，鼻衄，鼻渊
络却	头部，前发际正中直上5.5寸，旁开1.5寸	眩晕，鼻塞，目视不明，耳鸣，癫狂
玉枕	头部，横平枕外隆凸上缘，后发际正中旁开1.3寸	头项痛，眩晕，目痛，鼻塞
天柱	颈后区，横平第2颈椎棘突上际，斜方肌外缘凹陷中	头痛，鼻塞，目赤肿痛，咽喉肿痛，项强
大杼	脊柱区，第1胸椎棘突下，后正中线旁开1.5寸	头痛，项背痛，咳嗽，发热，颈项强直
风门	脊柱区，第2胸椎棘突下，后正中线旁开1.5寸	伤风咳嗽，发热，头痛，项强，胸背痛
肺俞	脊柱区，第3胸椎棘突下，后正中线旁开1.5寸	咳喘，胸痛，骨蒸潮热，皮肤瘙痒，风疹
厥阴俞	脊柱区，第4胸椎棘突下，后正中线旁开1.5寸	咳嗽，心痛，心悸，胸闷，呕吐
心俞	脊柱区，第5胸椎棘突下，后正中线旁开1.5寸	心痛，惊悸，健忘，梦遗，癫狂痫证
督俞	脊柱区，第6胸椎棘突下，后正中线旁开1.5寸	心痛，胃痛，腹胀，呃逆
膈俞	脊柱区，第7胸椎棘突下，后正中线旁开1.5寸	呕逆，噎膈，咳喘，潮热，风疹
肝俞	脊柱区，第9胸椎棘突下，后正中线旁开1.5寸	黄疸，目赤，目眩，癫狂痫症
胆俞	脊柱区，第10胸椎棘突下，后正中线旁开1.5寸	黄疸，口苦，胸胁痛，肺痨，潮热
脾俞	脊柱区，第11胸椎棘突下，后正中线旁开1.5寸	脘腹胀痛，吐泻，月经过多，水肿，纳呆
胃俞	脊柱区，第12胸椎棘突下，后正中线旁开1.5寸	脘腹胀痛，纳呆，泄泻，反胃，呕吐
三焦俞	脊柱区，第1腰椎棘突下，后正中线旁开1.5寸	腹胀，呕吐，泄泻，水肿，腰背强痛
肾俞	脊柱区，第2腰椎棘突下，后正中线旁开1.5寸	阳痿，月经不调，小便不利，耳鸣耳聋，气喘
气海俞	脊柱区，第3腰椎棘突下，后正中线旁开1.5寸	腰痛，月经不调，痛经，气喘
大肠俞	脊柱区，第4腰椎棘突下，后正中线旁开1.5寸	腹胀，肠鸣，泄泻，便秘，腰腿痛

穴位	定 位	主 治
关元俞	脊柱区，第5腰椎棘突下，后正中线旁开1.5寸	腹胀，泄泻，遗尿，小便频数，腰腿痛
小肠俞	骶区，横平第1骶后孔，骶正中嵴旁开1.5寸	小腹胀痛，痢疾，遗精，带下，遗尿
膀胱俞	骶区，横平第2骶后孔，骶正中嵴旁开1.5寸	小便不利，尿频，泄泻，便秘，腰脊强痛
中膂俞	骶区，横平第3骶后孔，骶正中嵴旁开1.5寸	痢疾，疝气，腰脊强痛
白环俞	骶区，横平第4骶后孔，骶正中嵴旁开1.5寸	带下，月经不调，二便不利，脱肛，腰髋冷痛
上髎	骶区，正对第1骶后孔中	腰痛，二便不利，月经不调，赤白带下，阴挺
次髎	骶区，正对第2骶后孔中	月经不调，赤白带下，阳痿，小便不利，下肢痿痹
中髎	骶区，正对第3骶后孔中	便秘，泄泻，小便不利，月经不调，带下
下髎	骶区，正对第4骶后孔中	腰痛，小腹痛，小便不利，便秘，带下
会阳	骶区，尾骨端旁开0.5寸	便血，泄泻，痔疾，阳痿，带下
承扶	股后区，臀沟的中点	腰骶臀股疼痛，下肢痿痹，大便难，痔疾
殷门	股后区，臀沟下6寸，股二头肌与半腱肌之间	腰腿痛，下肢痿痹、瘫痪
浮郄	膝后区，腘横纹上1寸，股二头肌肌腱的内侧缘	臀股麻木，腘筋挛急
委阳	膝部，腘横纹上，股二头肌肌腱的内侧缘	腰脊强痛，小腹胀满，水肿，小便不利，腿足挛痛
委中	膝后区，腘横纹中点	腰痛，下肢痿痹，半身不遂，吐泻，丹毒
附分	脊柱区，第2胸椎棘突下，后正中线旁开3寸	肩背拘急，颈项强痛，肘臂麻木
魄户	脊柱区，第3胸椎棘突下，后正中线旁开3寸	肺痨，咳血，咳喘，项强，肩背痛
膏肓	脊柱区，第4胸椎棘突下，后正中线旁开3寸	咳喘，吐血，盗汗，健忘，虚劳
神堂	脊柱区，第5胸椎棘突下，后正中线旁开3寸	心痛，心悸，胸闷，咳喘，脊背强痛
譩譆	脊柱区，第6胸椎棘突下，后正中线旁开3寸	咳嗽，气喘，肩背痛
膈关	脊柱区，第7胸椎棘突下，后正中线旁开3寸	饮食不下，呃逆，呕吐，嗳气，脊背强痛
魂门	脊柱区，第9胸椎棘突下，后正中线旁开3寸	胸胁痛，背痛，呕吐，泄泻，黄疸
阳纲	脊柱区，第10胸椎棘突下，后正中线旁开3寸	肠鸣，腹痛，泄泻，胁痛，黄疸
意舍	脊柱区，第11胸椎棘突下，后正中线旁开3寸	腹胀，肠鸣，呕吐，泄泻，饮食不下

穴位	定位	主治
胃仓	脊柱区，第12胸椎棘突下，旁开3寸	腹胀，胃脘痛，脊背痛，小儿食积
肓门	脊柱区，第1腰椎棘突下，后正中线旁开3寸	腹痛，便秘，痞块
志室	脊柱区，第2腰椎棘突下，后正中线旁开3寸	阳痿，遗尿，尿频，小便不利，月经不调，腰膝痠痛
胞肓	骶区，横平第2骶后孔，骶正中嵴旁开3寸	肠鸣，腹胀，尿闭，腰脊痛
秩边	骶区，横平第4骶后孔，骶正中嵴旁开3寸	腰骶痛，下肢痿痹，小便不利，外阴肿痛，痔疾
合阳	小腿后区，腘横纹下2寸，腓肠肌内、外侧头之间	腰脊痛，下肢痠痛、麻痹
承筋	小腿后区，腘横纹下5寸，腓肠肌两肌腹之间	腿痛转筋，痔疾，腰背拘急
承山	小腿后区，腓肠肌两肌腹与肌腱交角处	腰痛，腿痛转筋，痔疾，便秘，脚气
飞扬	小腿后区，昆仑直上7寸，腓肠肌外下缘与跟腱移行处	头痛，目眩，鼻塞，鼻衄，痔疾
跗阳	小腿后区，昆仑直上3寸，腓骨与跟腱之间	头重，头痛，腰骶痛，外踝肿痛，下肢瘫痪
昆仑	踝区，外踝尖与跟腱之间的凹陷中	头痛，项强，肩背腰腿痛，难产，痫证
仆参	跟区，昆仑直下，跟骨外侧，赤白肉际处	下肢痿痹，足跟痛
申脉	踝区，外踝尖直下，外踝下缘与跟骨之间凹陷中	癫狂痫，头痛，眩晕，失眠，腰腿痠痛
金门	足背，外踝前缘直下，第5跖骨粗隆后方，骰骨下缘凹陷中	癫狂痫，小儿惊风，腰痛，外踝痛，下肢痹痛
京骨	跖区，第5跖骨粗隆前下方，赤白肉际处	头痛，项强，痫证，腰腿痛
束骨	跖区，第5跖趾关节的近端，赤白肉际处	癫狂，头痛，项强，目眩，腰背及下肢后侧痛
足通谷	足趾，第5跖趾关节的远端，赤白肉际处	头痛，项强，目眩，鼻衄，癫狂
至阴	足趾，小趾末节外侧，趾甲根角侧后方0.1寸（指寸）	头痛，鼻塞，鼻衄，目痛，胎位不正，难产

膀胱经经穴主要用于防治以下病症

- 脏腑病：咳喘，惊悸，吐泻，二便不调，月经不调，胎位不正，阳痿遗精等五脏六腑相关病症；
- 头面五官疾病：目痛，目赤，目眩，目视不明，鼻塞，鼻衄，耳鸣耳聋，咽喉痛，头痛，眩晕；
- 神志病：昏厥，癫狂痫；
- 经脉循行所过处不适：颈项痛，胸背痛，腰腿痛。

足少阴肾经

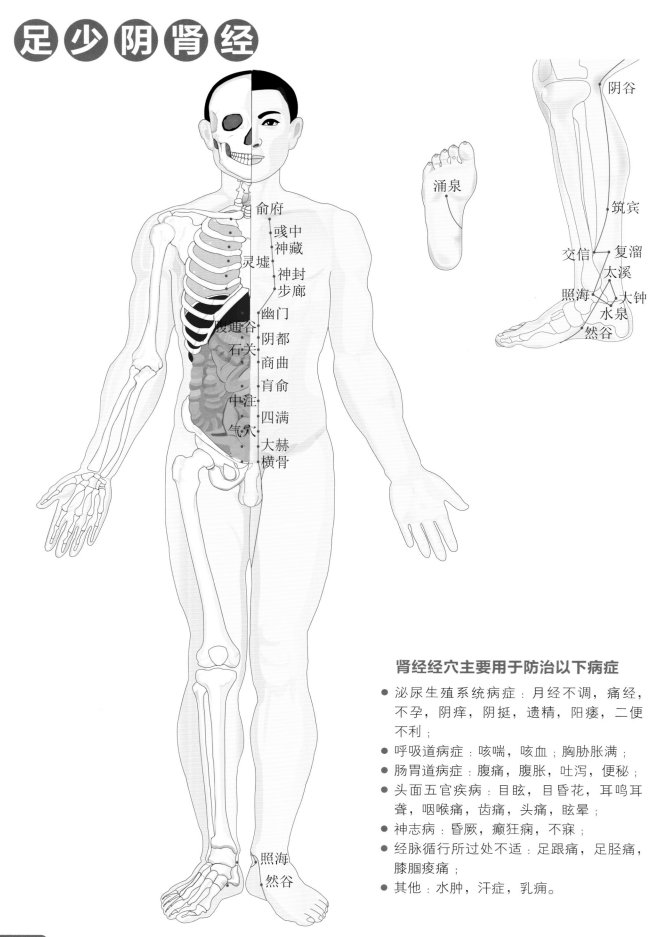

俞府
彧中
神藏
灵墟
神封
步廊
幽门
腹通谷
阴都
石关
商曲
肓俞
中注
四满
气穴
大赫
横骨

照海
然谷

阴谷
涌泉
筑宾
交信
复溜
太溪
照海
大钟
水泉
然谷

肾经经穴主要用于防治以下病症

- 泌尿生殖系统病症：月经不调，痛经，不孕，阴痒，阴挺，遗精，阳痿，二便不利；
- 呼吸道病症：咳喘，咳血；胸胁胀满；
- 肠胃道病症：腹痛，腹胀，吐泻，便秘；
- 头面五官疾病：目眩，目昏花，耳鸣耳聋，咽喉痛，齿痛，头痛，眩晕；
- 神志病：昏厥，癫狂痫，不寐；
- 经脉循行所过处不适：足跟痛，足胫痛，膝腘痠痛；
- 其他：水肿，汗症，乳痈。

穴位	定　位	主　治
涌泉	足底，屈足卷趾时足心最凹陷中	头痛，咽喉不利，舌干，二便不利，昏厥
然谷	足内侧，足舟骨粗隆下方，赤白肉际处	阴痒，月经不调，遗精，消渴，泄泻
太溪	踝区，内踝尖与跟腱之间的凹陷中	咽喉干痛，齿痛，耳聋耳鸣，月经不调，阳痿
大钟	跟区，内踝后下方，跟骨上缘，跟腱附着部前缘凹陷	咳血，气喘，二便不利，痴呆，足跟痛
水泉	跟区，太溪直下1寸，跟骨结节内侧凹陷中	月经不调，痛经，阴挺，小便不利，目昏花
照海	踝区，内踝尖下1寸，内踝下缘边际凹陷中	二便不利，痫证，不寐，咽喉干痛
复溜	小腿内侧，内踝尖上2寸，跟腱的前缘	水肿，腹胀，泄泻，汗症，足痿
交信	小腿内侧，内踝尖上2寸，胫骨内侧缘后际凹陷中	月经不调，阴挺，泄泻，便秘，睾丸肿痛
筑宾	小腿内侧，太溪直上5寸，比目鱼肌与跟腱之间	癫狂，疝痛，足胫痛
阴谷	膝后区，腘横纹上，半腱肌肌腱外侧缘	阳痿，崩漏，小便不利，癫狂，膝腘痠痛
横骨	下腹部，脐中下5寸，前正中线旁开0.5寸	少腹满痛，小便不利，遗精，阳痿，阴部痛
大赫	下腹部，脐中下4寸，前正中线旁开0.5寸	遗精，阳痿，带下，阴部痛，阴挺
气穴	下腹部，脐中下3寸，前正中线旁开0.5寸	月经不调，痛经，腹痛，泄泻，小便不利
四满	下腹部，脐中下2寸，前正中线旁开0.5寸	腹胀痛，泄泻，遗精，月经不调，产后腹痛
中注	下腹部，脐中下1寸，前正中线旁开0.5寸	月经不调，腹痛，便秘
肓俞	腹部，脐中旁开0.5寸	腹痛，腹胀，呕吐，便秘，泄泻
商曲	上腹部，脐中上2寸，前正中线旁开0.5寸	腹痛，泄泻，便秘
石关	上腹部，脐中上3寸，前正中线旁开0.5寸	呕吐，腹痛，便秘，产后腹痛，妇人不孕
阴都	上腹部，脐中上4寸，前正中线旁开0.5寸	肠鸣，腹痛，胃脘痛，便秘，呕吐
腹通谷	上腹部，脐中上5寸，前正中线旁开0.5寸	腹痛，腹胀，呕吐，消化不良
幽门	上腹部，脐中上6寸，前正中线旁开0.5寸	腹胀痛，消化不良，呕吐，泄泻，恶阻
步廊	胸部，第5肋间隙，前正中线旁开2寸	咳嗽，气喘，胸胁胀满，呕吐，纳呆
神封	胸部，第4肋间隙，前正中线旁开2寸	咳嗽，气喘，呕吐，胸胁胀满，乳痈
灵墟	胸部，第3肋间隙，前正中线旁开2寸	咳嗽，气喘，呕吐，胸胁胀满，乳痈
神藏	胸部，第2肋间隙，前正中线旁开2寸	咳嗽，气喘，胸痛，呕吐
彧中	胸部，第1肋间隙，前正中线旁开2寸	咳嗽，气喘，痰壅，胸胁胀满
俞府	胸部，锁骨下缘，前正中线旁开2寸	咳嗽，气喘，胸痛，呕吐

手厥阴心包经

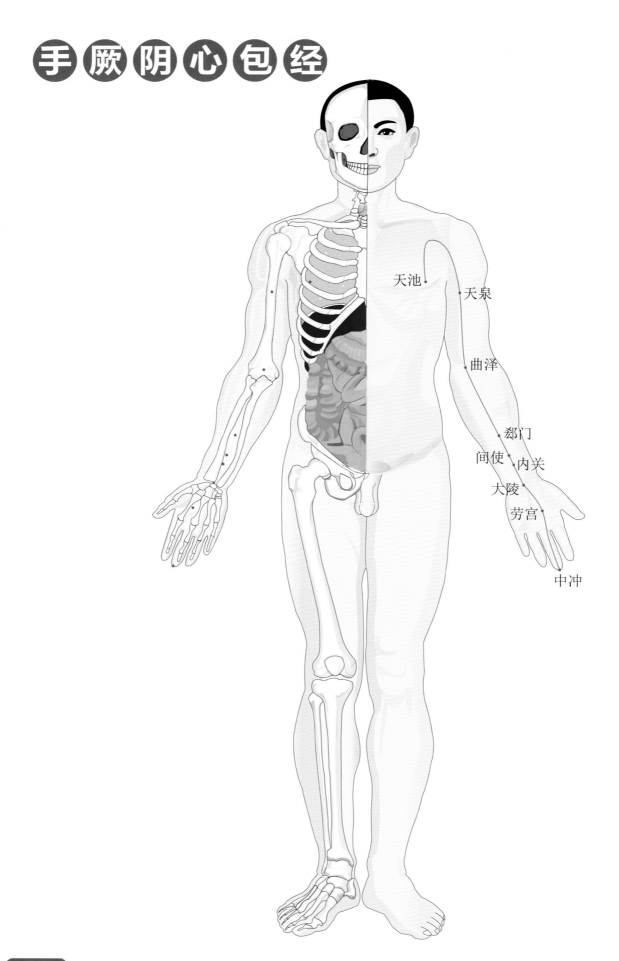

天池
天泉
曲泽
郄门
间使　内关
大陵
劳宫
中冲

穴位	定　位	主　治
天池	胸部，第4肋间隙，前正中线旁开5寸	咳喘，乳痈，乳汁少，胸闷，腋胁肿痛
天泉	臂前区，腋前纹头下2寸，肱二头肌的长、短头之间	心痛，胁胀，咳嗽，胸壁及上臂内侧痛
曲泽	肘前区，肘横纹上，肱二头肌肌腱的尺侧缘凹陷中	心悸，热病烦躁，胃痛，呕吐，肘臂痉痛
郄门	前臂前区，腕掌侧远端横纹上5寸，掌长肌腱与桡侧腕屈肌腱之间	心悸，衄血，胸痛，疔疮，痫证
间使	前臂前区，腕掌侧远端横纹上3寸，掌长肌腱与桡侧腕屈肌腱之间	心痛，呕吐，热病烦躁，疟疾，癫狂痫证
内关	前臂前区，腕掌侧远端横纹上2寸，掌长肌腱与桡侧腕屈肌腱之间	心痛，心悸，呕逆，胃痛，肘臂挛痛
大陵	腕前区，腕掌侧远端横纹中，掌长肌腱与桡侧腕屈肌腱之间	心痛，心悸，癫狂痫，失眠，口臭
劳宫	掌区，横平第3掌指关节近端，第2、第3掌骨之间偏于第3掌骨	心痛，癫狂痫，口疮，呕吐，鹅掌风
中冲	手指，中指末端最高点	昏厥，热病，中暑，掌中热，舌强肿痛

心包经经穴主要用于防治以下病症

● 心胸病症：心痛，心悸，胸闷；
● 神志病：昏厥，癫狂痫，失眠；
● 经脉循行所过处不适：肘臂痛，掌中热；
● 其他：胃痛，口臭，咳喘，乳痈，热病。

手少阳三焦经

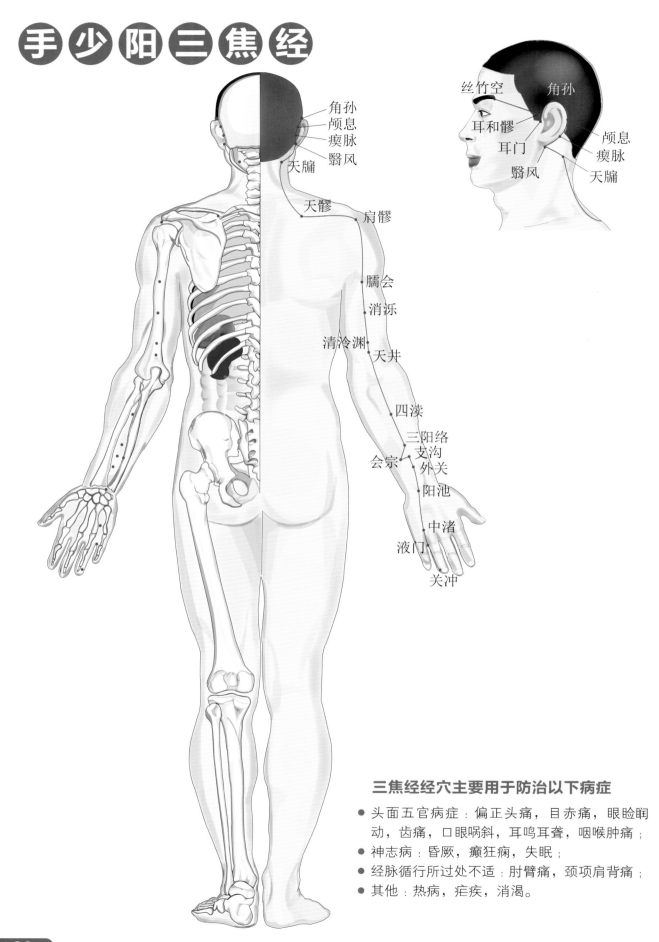

丝竹空
角孙
耳和髎
耳门
翳风
颅息
瘈脉
天牖

角孙
颅息
瘈脉
翳风
天牖

天髎
肩髎
臑会
消泺
清泠渊
天井
四渎
三阳络
会宗
支沟
外关
阳池
中渚
液门
关冲

三焦经经穴主要用于防治以下病症

● 头面五官病症：偏正头痛，目赤痛，眼睑眴动，齿痛，口眼㖞斜，耳鸣耳聋，咽喉肿痛；
● 神志病：昏厥，癫狂痫，失眠；
● 经脉循行所过处不适：肘臂痛，颈项肩背痛；
● 其他：热病，疟疾，消渴。

穴位	定 位	主 治
关冲	手指，第4指末节尺侧，指甲根角侧上方0.1寸（指寸）	头痛，目赤，咽喉肿痛，舌强，热病
液门	手背，第4、第5指间，指蹼缘上方赤白肉际凹陷中	头痛，目赤，暴聋，咽喉肿痛，疟疾
中渚	手背，第4、第5掌骨间，第4掌指关节近端凹陷中	头痛，目赤，耳聋耳鸣，咽喉肿痛，肘臂痛
阳池	腕后区，腕背侧远端横纹上，指伸肌腱的尺侧缘凹陷中	肩臂痛，腕痛，疟疾，耳聋，消渴
外关	前臂后区，腕背侧远端横纹上2寸，尺骨与桡骨间隙中点	热病，头痛，耳聋耳鸣，胁肋痛，手指疼痛
支沟	前臂后区，腕背侧远端横纹上3寸，尺骨与桡骨间隙中点	耳鸣耳聋，暴喑，便秘，热病，胁肋痛
会宗	前臂后区，腕背侧远端横纹上3寸，尺骨的桡侧缘	耳聋，耳痛，痫证，臂痛
三阳络	前臂后区，腕背侧远端横纹上4寸，尺骨与桡骨间隙中点	耳聋，暴喑，齿痛，胸胁痛，手臂痛
四渎	前臂后区，肘尖下五寸，尺骨与桡骨间隙中点	耳聋，齿痛，偏头痛，暴喑，前臂痛
天井	肘后区，肘尖上1寸凹陷中	偏头痛，颈项肩背痛，痫证，瘰疬，气瘿
清冷渊	臂后区，肘尖与肩峰角连线上，肘尖上2寸	胁痛，肩痛臂不举，偏头痛
消泺	臂后区，肘尖与肩峰角连线上，肘尖上5寸	头痛，颈项强痛，臂痛不举
臑会	臂后区，肩峰角下3寸，三角肌的后下缘	气瘿，肩臂痠痛
肩髎	三角肌区，肩峰角与肱骨大结节两骨间凹陷中	肩臂疼痛不举，上肢瘫痪
天髎	肩胛区，肩胛骨上角骨际凹陷中	肩肘痛，颈项强痛
天牖	颈部，横平下颌角，胸锁乳突肌的后缘凹陷中	头痛，项强，面肿，目昏，暴聋
翳风	颈部，耳垂后方，乳突下端前方凹陷中	耳鸣耳聋，口眼㖞斜，齿痛，颊肿，瘰疬
瘈脉	头部，乳突中央，角孙至翳风沿耳轮弧形连线的上2/3与下1/3的交点处	头痛，耳鸣耳聋，小儿惊痫
颅息	头部，角孙至翳风沿耳轮弧形连线的上1/3与下2/3的交点处	头痛，耳鸣耳聋，耳痛，小儿惊痫
角孙	头部，耳尖正对发际处	耳鸣，目赤肿痛，龈肿，齿痛，痄腮
耳门	耳区，耳屏上切迹与下颌骨髁突之间的凹陷中	耳鸣耳聋，聤耳，齿痛，唇吻强
耳和髎	头部，鬓发后缘，耳郭根的前方，颞浅动脉的后缘	偏头痛，耳鸣，牙关拘急
丝竹空	面部，眉梢凹陷中	头痛，目赤痛，眼睑瞤动，齿痛，口眼㖞斜

足少阳胆经

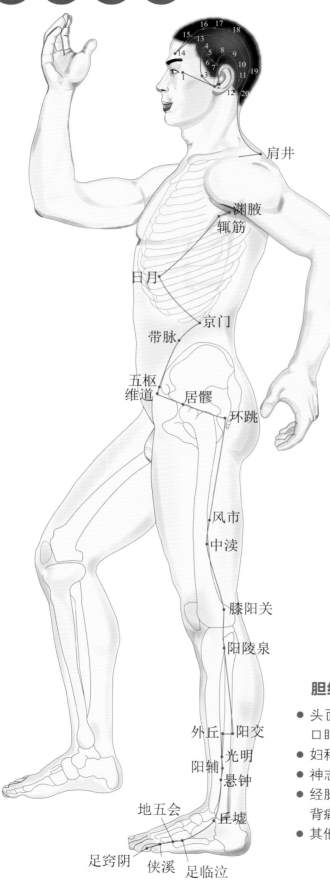

1 瞳子髎
2 听会
3 上关
4 颌厌
5 悬颅
6 悬厘
7 曲鬓
8 率谷
9 天冲
10 浮白
11 头窍阴
12 完骨
13 本神
14 阳白
15 头临泣
16 目窗
17 正营
18 承灵
19 脑空
20 风池

胆经经穴主要用于防治以下病症

● 头面五官病症：偏正头痛，眩晕，目疾，口眼㖞斜，耳鸣耳聋，齿痛，鼻渊；

● 妇科病：月经不调，带下，阴挺；

● 神志病：痫证，多梦；

● 经脉循行所过处不适：目外眦痛，颈项肩背痛，腋胁疼痛，腰胯疼痛，下肢痿痹；

● 其他：热病，乳痈。

穴位	定 位	主 治
瞳子髎	面部，目外眦外侧0.5寸凹陷中	头痛，目赤痛，迎风流泪，青盲，口眼㖞斜
听会	面部，耳屏间切迹与下颌骨髁突之间的凹陷中	耳聋耳鸣，齿痛，牙关不利，疟腮，口眼㖞斜
上关	面部，颧弓上缘中央凹陷中	头痛，耳聋耳鸣，口眼㖞斜，齿痛
颔厌	头部，从头维至曲鬓的弧形连线(其弧度与鬓发弧度相应)的上1/4与下3/4的交点处	偏头痛，耳鸣，目外眦痛，齿痛，痫证
悬颅	头部，从头维至曲鬓的弧形连线(其弧度与鬓发弧度相应)的中点处	偏头痛，目外眦痛，面肿
悬厘	头部，从头维至曲鬓的弧形连线(其弧度与鬓发弧度相应)的上3/4与下1/4的交点处	偏头痛，目外眦痛，耳鸣，善嚏
曲鬓	头部，耳前鬓角发际后缘与耳尖水平线的交点处	偏头痛，颊颔肿，牙关紧闭，小儿惊风
率谷	头部，耳尖直上入发际1.5寸	偏头痛，耳鸣耳聋，眩晕，呕吐，小儿惊风
天冲	头部，耳根后缘直上，入发际2寸	头痛，耳鸣耳聋，齿龈肿痛，痫证，善惊
浮白	头部，耳后乳突的后上方，从天冲与完骨的弧形连线(其弧度与耳廓弧度相应)的上1/3与下2/3交点处	头痛，耳鸣耳聋
头窍阴	头部，耳后乳突的后上方，从天冲与完骨的弧形连线(其弧度与耳廓弧度相应)的上2/3与下1/3交点处	头项痛，耳鸣耳聋，耳痛，眩晕
完骨	头部，耳后乳突的后下方凹陷处	头痛，失眠，颊肿，口眼㖞斜，齿痛
本神	头部，前发际上0.5寸，头正中线旁开3寸	头痛，失眠，目眩，痫证
阳白	头部，眉上1寸，瞳孔直上	头痛，目痛，目眩，眼睑瞤动，眼睑下垂

穴位	定 位	主 治
头临泣	头部，前发际上0.5寸，瞳孔直上	头痛，目眩，目外眦痛，鼻塞，鼻渊
目窗	头部，前发际上1.5寸，瞳孔直上	头痛，眩晕，目赤痛，鼻塞
正营	头部，前发际上2.5寸，瞳孔直上	偏头痛，眩晕，项强
承灵	头部，前发际上4寸，瞳孔直上	头痛，眩晕，鼻衄，鼻渊
脑空	头部，横平枕外隆凸的上缘，风池直上	头痛，项强，眩晕，耳鸣，痫证
风池	颈后区，枕骨之下，胸锁乳突肌上端与斜方肌上端之间的凹陷中	眩晕，失眠，目视不明，鼻塞，颈项强痛
肩井	肩胛区，第7颈椎棘突与肩峰最外侧点连线的中点	颈项肩背痛，臂不举，乳痈，瘰疬，难产
渊腋	胸外侧区，第4肋间隙中，在腋中线上	胸满，腋下肿，胁痛，臂痛不举
辄筋	胸外侧区，第4肋间隙中，腋中线前1寸	胸满，胁痛，气喘
日月	胸部，第7肋间隙中，前正中线旁开4寸	胁痛，吞酸，呕逆，黄疸，乳痈
京门	上腹部，第12肋骨游离端的下际	腹胀，肠鸣，泄泻，腰胁痛
带脉	侧腹部，第11肋骨游离端垂线与脐水平线的交点上	月经不调，闭经，赤白带下，腹痛，腰胁痛
五枢	下腹部，横平脐下3寸，髂前上棘内侧	赤白带下，腰胯痛，少腹痛，疝气，便秘
维道	下腹部，髂前上棘内下0.5寸	带下，少腹痛，疝气，阴挺
居髎	臀区，髂前上棘与股骨大转子最凸点连线的中点处	腰腿痹痛，瘫痪，下肢痿痹
环跳	臀区，股骨大转子最凸点与骶管裂孔的外1/3与内2/3交点处	腰腿痛，下肢痿痹，半身不遂

穴位	定 位	主 治
风市	股部，直立垂手，掌心贴于大腿时，中指尖所指凹陷中，髂胫束后缘	腰腿痠痛，下肢痿痹，全身瘙痒
中渎	股部，腘横纹上7寸，髂胫束后缘	腿膝痠痛，痿痹不仁，半身不遂
膝阳关	膝部，股骨外上髁后上缘，股二头肌腱与髂胫束之间的凹陷中	膝肿痛，腘筋挛急，小腿麻木
阳陵泉	小腿外侧，腓骨头前下方凹陷中	下肢痿痹，胁肋痛，口苦，呕吐，黄疸
阳交	小腿外侧，外踝尖上7寸，腓骨后缘	胸胁胀满，下肢痿痹
外丘	小腿外侧，外踝尖上7寸，腓骨前缘	胸胁痛，颈项痛，腿痛，狂犬伤毒不出
光明	小腿外侧，外踝尖上5寸，腓骨前缘	下肢痿痹，目视不明，目痛，夜盲，乳房胀痛
阳辅	小腿外侧，外踝尖上4寸，腓骨前缘	偏头痛，瘰疬，腰痛，胸胁及下肢外侧痛，疟疾
悬钟	小腿外侧，外踝尖上3寸，腓骨前缘	颈项痛，腹胀，胁痛，下肢痿痹，足胫挛痛
丘墟	踝区，外踝的前下方，趾长伸肌腱的外侧凹陷中	颈项痛，胸胁痛，呕吐，下肢痿痹，疟疾
足临泣	足背，第4、第5跖骨结合部的前方，第5趾长伸肌腱外侧凹陷中	头痛，目眩，乳房胀痛，月经不调，足跗肿痛
地五会	足背，第4、第5跖骨间，第4跖趾关节近端凹陷中	目眦痛，耳鸣，乳痛，乳房胀痛，足跗肿痛
侠溪	足背，第4、第5趾间，趾蹼缘后方赤白肉际处	头痛，目外眦痛，耳鸣耳聋，胁肋痛，热病
足窍阴	第4趾末节外侧，趾甲根角侧后方0.1寸（指寸）	偏头痛，耳鸣耳聋，目痛，多梦，热病

足厥阴肝经

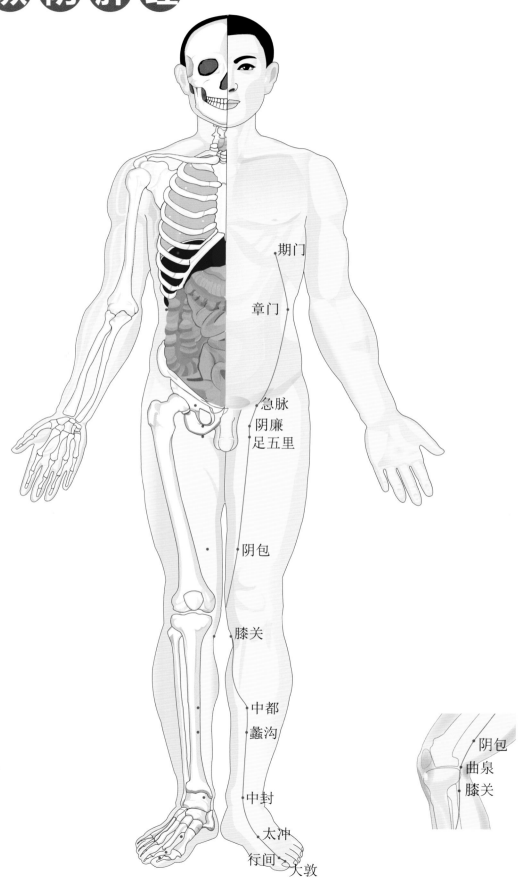

期门

章门

急脉

阴廉

足五里

阴包

膝关

中都

蠡沟

中封

太冲

行间

大敦

阴包

曲泉

膝关

穴位	定 位	主 治
大敦	足趾，大趾末节外侧，趾甲根角侧后方0.1寸(指寸)	疝气，遗尿，崩漏，阴挺，癫证
行间	足背，第1、第2趾间，趾蹼缘后方赤白肉际处	头痛，雀目，胁痛，小便不利，癫证
太冲	足背，当第1、第2跖骨间，跖骨底结合部前方凹陷中，或触及动脉搏动	眩晕，目赤肿痛，失眠，郁证，崩漏
中封	踝区，内踝前，胫骨前肌肌腱的内侧缘凹陷中	疝痛，阴部痛，遗精，小便不利，胁肋胀痛
蠡沟	小腿内侧，内踝尖上5寸，胫骨内侧面的中央	小便不利，疝气，外阴瘙痒，月经不调，赤白带下
中都	小腿内侧，内踝尖上7寸，胫骨内侧面的中央	腹痛，泄泻，疝气，崩漏
膝关	膝部，胫骨内侧髁的下方，阴陵泉后1寸	膝部疼痛，下肢痿痹
曲泉	膝部，腘横纹内侧端，半腱肌肌腱内缘凹陷中	小腹痛，小便不利，遗精，外阴疼痛不适，膝股内侧痛
阴包	股前区，髌底上4寸，股薄肌与缝匠肌之间	腰骶引小腹痛，小便不利，遗尿，月经不调
足五里	股前区，气冲直下3寸，动脉搏动处	小腹胀满，小便不通
阴廉	股前区，气冲直下2寸	月经不调，带下，小腹痛，腿股痛
急脉	腹股沟区，横平耻骨联合上缘，前正中线旁开2.5寸	少腹痛，阴部痛，疝气
章门	侧腹部，在第11肋游离端的下际	胁痛，腹胀，吐泻，黄疸
期门	胸部，第6肋间隙，前正中线旁开4寸	胁痛，吐逆，乳痈，郁证，热病

肝经经穴主要用于防治以下病症

● 泌尿生殖疾病：月经不调，带下，阴痒，阴挺，遗精，遗尿，小便不利；
● 神志病：癫证，郁证，失眠；
● 经脉循行所过处不适：下肢痿痹，胁痛；
● 其他：热病，乳痈，目疾，吐泻。

督脉

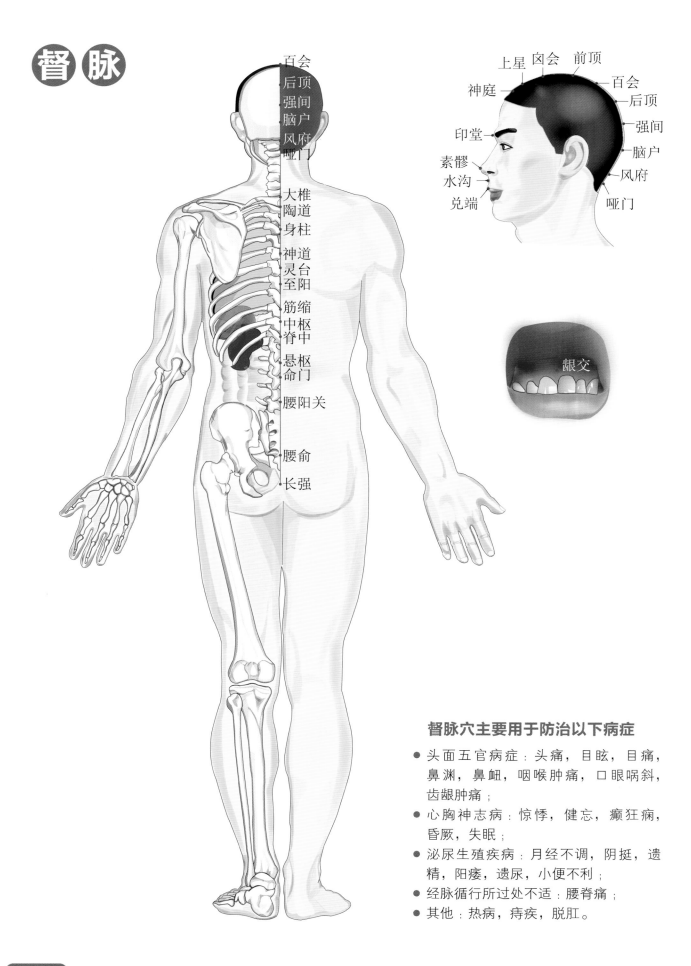

百会
后顶
强间
脑户
风府
哑门

大椎
陶道
身柱
神道
灵台
至阳
筋缩
中枢
脊中
悬枢
命门
腰阳关

腰俞
长强

上星　囟会　前顶
神庭
百会
后顶
印堂
强间
素髎
脑户
水沟
风府
兑端
哑门

龈交

督脉穴主要用于防治以下病症

- 头面五官病症：头痛，目眩，目痛，鼻渊，鼻衄，咽喉肿痛，口眼㖞斜，齿龈肿痛；
- 心胸神志病：惊悸，健忘，癫狂痫，昏厥，失眠；
- 泌尿生殖疾病：月经不调，阴挺，遗精，阳痿，遗尿，小便不利；
- 经脉循行所过处不适：腰脊痛；
- 其他：热病，痔疾，脱肛。

穴位	定　位	主　治
长强	会阴区，尾骨下方，尾骨端与肛门连线的中点处	泄泻，痔疾，脱肛，腰脊痛，痫证
腰俞	骶区，正对骶管裂孔，后正中线上	月经不调，腰脊强痛，痔疾，下肢痿痹，痫证
腰阳关	脊柱区，第4腰椎棘突下凹陷中，后正中线上	月经不调，遗精，阳痿，腰骶痛，下肢痿痹
命门	脊柱区，第2腰椎棘突下凹陷中，后正中线上	腰痛，阳痿，遗精，月经不调，泄泻，带下
悬枢	脊柱区，第1腰椎棘突下凹陷中，后正中线上	腰脊强痛，泄泻，完谷不化
脊中	脊柱区，第11胸椎棘突下凹陷中，后正中线上	胃脘痛，腹泻，黄疸，痫证，腰脊强痛
中枢	脊柱区，第10胸椎棘突下凹陷中，后正中线上	胃脘痛，腰痛，脊强
筋缩	脊柱区，第9胸椎棘突下凹陷中，后正中线上	痫证，脊强，胃痛
至阳	脊柱区，第7胸椎棘突下凹陷中，后正中线上	胃痛，黄疸，咳喘，脊强，胸背痛
灵台	脊柱区，第6胸椎棘突下凹陷中，后正中线上	咳嗽，气喘，疔疮，背痛项强
神道	脊柱区，第5胸椎棘突下凹陷中，后正中线上	健忘，惊悸，心痛，咳嗽，脊背强痛
身柱	脊柱区，第3胸椎棘突下凹陷中，后正中线上	咳嗽，气喘，痫证，腰脊强痛，疔疮
陶道	脊柱区，第1胸椎棘突下凹陷中，后正中线上	脊强，头痛，疟疾，热病
大椎	脊柱区，第7颈椎棘突下凹陷中，后正中线上	疟疾，热病，癫痫，咳喘，脊背强急
哑门	颈后区，第2颈椎棘突上际凹陷中，后正中线上	聋哑，后头痛，项强，鼻衄，癫狂痫
风府	颈后区，枕外隆凸直下，两侧斜方肌之间凹陷中	头痛，目眩，鼻衄，咽喉肿痛，癫狂
脑户	头部，枕外隆凸的上缘凹陷中	头痛，头晕，颈项强痛，痫证
强间	头部，后发际正中直上4寸	头痛，项强，目眩，癫狂
后顶	头部，后发际正中直上5.5寸	头痛，眩晕，癫狂，痫证
百会	头部，前发际正中直上5寸	眩晕，昏厥，癫狂，脱肛，阴挺
前顶	头部，前发际正中直上3.5寸	痫证，头晕，目眩，头痛，鼻渊
囟会	头部，前发际正中直上2寸	头痛，目眩，鼻渊，小儿惊痫
上星	头部，前发际正中直上1寸	头痛，目痛，鼻衄，鼻渊，癫狂
神庭	头部，前发际正中直上0.5寸	痫证，惊悸，失眠，头痛，鼻渊
素髎	面部，鼻尖的正中央	昏厥，鼻塞，鼻衄，鼻渊，酒皶鼻
水沟	面部，人中沟的上1/3与中1/3交点处	癫狂痫证，昏厥，口眼㖞斜，面肿，腰脊强痛
兑端	面部，上唇结节的中点	癫狂，口㖞眴动，唇吻强，齿龈肿痛
龈交	上唇内，上唇系带与上齿龈的交点	癫狂，齿龈肿痛，鼻渊
印堂	头部，两眉毛内侧端中间的凹陷中	头痛，失眠，鼻塞，目痛，小儿惊风

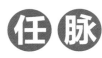

任脉

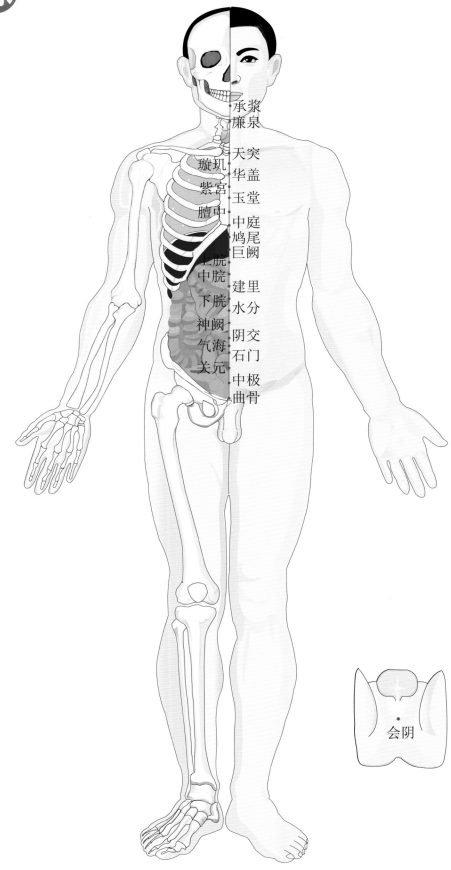

承浆
廉泉

天突
华盖
玉堂

璇玑
紫宫
膻中

中庭
鸠尾
巨阙

上脘
中脘
下脘
神阙
气海
关元

建里
水分
阴交
石门
中极
曲骨

会阴

穴位	定 位	主 治
会阴	会阴区，男性在阴囊根部与肛门连线的中点；女性在大阴唇后联合与肛门连线的中点	二阴病症，阴痒，遗精，月经不调，癫狂
曲骨	下腹部，耻骨联合上缘，前正中线上	遗尿，阳痿，赤白带下，月经不调，痛经
中极	下腹部，脐中下4寸，前正中线上	阳痿，月经不调，小便频数，小便不利，阴挺
关元	下腹部，脐中下3寸，前正中线上	遗精，小便不利，月经不调，带下，泄泻，脱肛
石门	下腹部，脐中下2寸，前正中线上	腹痛，泄泻，小便不利，带下，月经不调
气海	下腹部，脐中下1.5寸，前正中线上	阳痿，泄泻，月经不调，带下，气喘
阴交	下腹部，脐中下1寸，前正中线上	腹胀，水肿，月经不调，带下，脐周痛
神阙	脐区，脐中央	腹痛，肠鸣，中风脱证，脱肛，泄泻不止
水分	上腹部，脐中上1寸，前正中线上	腹痛、肠鸣，水肿，小便不通，泄泻
下脘	上腹部，脐中上2寸，前正中线上	脘腹疼痛，肠鸣，饮食不化，呕吐，泄泻
建里	上腹部，脐中上3寸，前正中线上	胃痛，呕吐，腹胀，水肿，食欲不振
中脘	上腹部，脐中上4寸，前正中线上	胃痛，吐泻，黄疸，饮食不化，失眠
上脘	上腹部，脐中上5寸，前正中线上	胃痛，腹胀，呕吐，痫证，失眠
巨阙	上腹部，脐中上6寸，前正中线上	心胸痛，呕吐，癫狂痫，心悸
鸠尾	上腹部，剑胸联合下1寸，前正中线上	心胸痛，反胃，癫狂痫
中庭	胸部，剑胸结合中点处，前正中线上	胸胁胀满，噎膈，反胃，饮食不下
膻中	胸部，横平第4肋间隙，前正中线上	气喘，胸闷痛，心悸，乳汁少，呃逆
玉堂	胸部，横平第3肋间隙，前正中线上	胸痛，咳嗽，气喘，呕吐
紫宫	胸部，横平第2肋间隙，前正中线上	胸痛，咳嗽，气喘
华盖	胸部，横平第1肋间隙，前正中线上	胸胁胀痛，气喘，咳嗽
璇玑	胸部，胸骨上窝下1寸，前正中线上	胸痛，咳嗽，气喘
天突	颈前区，胸骨上窝中央，前正中线上	咳喘，咽喉肿痛，呃逆，暴喑，瘿瘤
廉泉	颈前区，喉结上方，舌骨上缘凹陷中，前正中线	舌下肿痛，舌缓流涎，中风舌强不语，暴喑，吞咽困难
承浆	面部，颏唇沟的正中凹陷处	面肿，齿龈肿痛，流涎，癫狂，口眼㖞斜

任脉穴主要用于防治以下病症

- 泌尿生殖疾病：月经不调，阴挺，遗精，阳痿，遗尿，小便不利；
- 肠胃道病症：脘腹疼痛，肠鸣，饮食不化，呕吐，泄泻；
- 呼吸道病症：咳喘，咽喉肿痛；
- 其他：心悸，乳汁少，癫狂痫。

经外奇穴

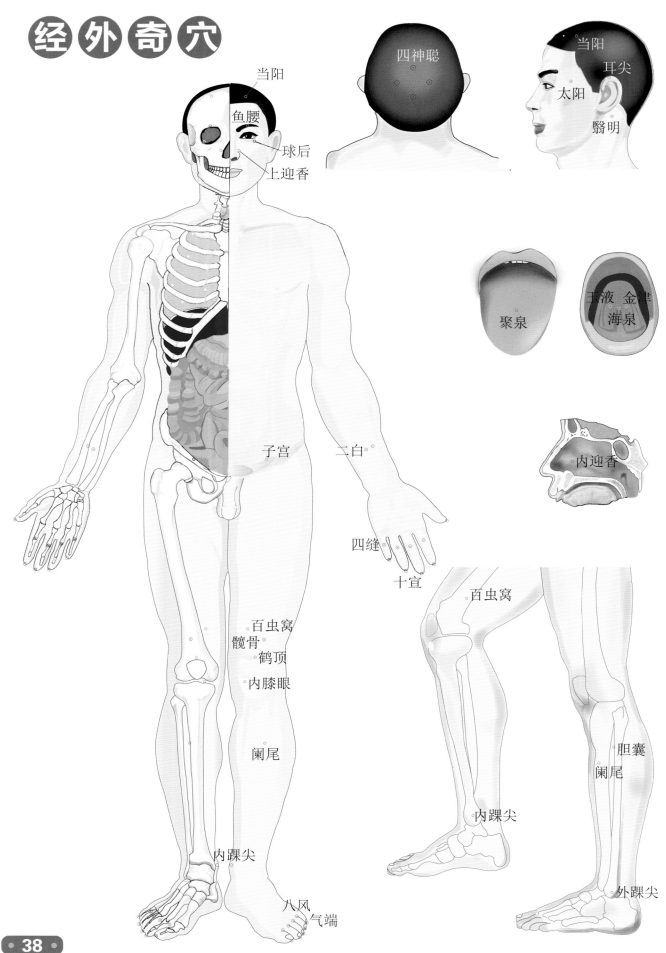

当阳
鱼腰
球后
上迎香
四神聪
当阳
耳尖
太阳
翳明
玉液　金津
海泉
聚泉
内迎香
子宫
二白
四缝
十宣
百虫窝
百虫窝
髋骨
鹤顶
内膝眼
胆囊
阑尾
阑尾
内踝尖
内踝尖
外踝尖
八风
气端

头部奇穴

穴位	定位	主治
四神聪	头部，百会前后左右各旁开1寸，共4穴	头痛，眩晕，失眠，健忘，痫证
当阳	头部，瞳孔直上，前发际上1寸	偏、正头痛，眩晕，目赤肿痛
鱼腰	头部，瞳孔直上，眉毛中	眉棱骨痛，眼睑瞤动，眼睑下垂，目翳，目赤肿痛
太阳	头部，眉梢与目外眦之间，向后约一横指的凹陷中	头痛，目疾，口眼㖞斜
耳尖	耳区，在外耳轮的最高点	目赤肿痛，热病，目翳，咽喉肿痛
球后	面部，眶下缘外1/4与内3/4交界处	目疾
上迎香	面部，鼻翼软骨与鼻甲的交界处，近鼻翼沟上端处	鼻塞，鼻渊，目赤肿痛，迎风流泪，头痛
内迎香	鼻孔内，鼻翼软骨与鼻甲交界的黏膜处	鼻疾，目赤肿痛
聚泉	口腔内，舌背正中缝的中点处	舌强，舌缓，食不知味，消渴，气喘
海泉	口腔内，舌下系带中点处	舌体肿胀，舌缓不收，消渴
金津	口腔内，舌下系带左侧的静脉上	舌肿，呕吐不止，舌强不语
玉液	口腔内，当舌下系带右侧的静脉上	舌肿，呕吐不止，舌强不语
翳明	颈部，翳风后1寸	目疾，耳鸣，失眠
颈百劳	颈部，第7颈椎棘突直上2寸，后正中线旁开1寸	瘰疬，咳嗽，哮喘，顿咳，落枕

腹部奇穴

穴位	定位	主治
子宫	下腹部，脐中下4寸，前正中线旁开3寸	阴挺，月经不调，痛经

下肢部奇穴

穴位	定位	主治
髋骨	股前区，梁丘两旁各1.5寸，一肢2穴	鹤膝风，下肢痿痹
鹤顶	膝前区，髌底中点的上方凹陷中	膝关节痠痛，腿足无力，鹤膝风
百虫窝	股前区，髌底内侧端上3寸	风疹，湿疹，虫积
内膝眼	膝部，髌韧带内侧凹陷处的中央	膝痛，下肢无力
胆囊	小腿外侧，腓骨小头直下2寸	急/慢性胆囊炎，胆石症，胆道蛔虫症，下肢痿痹
阑尾	小腿外侧，髌韧带外侧凹陷下5寸，胫骨前嵴外一横指(中指)	急、慢性阑尾炎，消化不良，下肢瘫痪
内踝尖	踝区，内踝的最凸起处	乳蛾，齿痛，小儿不语，霍乱转筋
外踝尖	踝区，外踝的最凸起处	十趾拘急，脚外缘转筋，齿痛，重舌
八风	足背，第1～5趾间，趾蹼缘后方赤白肉际处，左右共8穴	趾痛，足背肿痛
独阴	足底，第2趾的跖侧远端趾间关节的中点	胸胁痛，卒心痛，呕吐
气端	足趾，十趾端的中央，距趾甲游离缘0.1寸(指寸)，左右共10穴	足趾麻木，足背红肿疼痛，卒中

经外奇穴

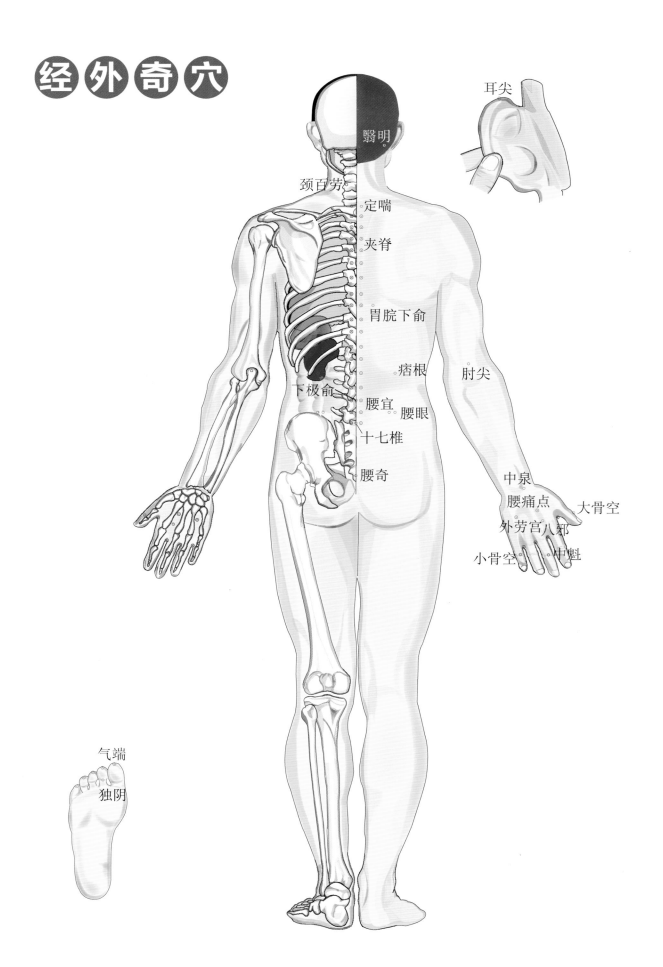

耳尖

翳明

颈百劳

定喘

夹脊

胃脘下俞

痞根

肘尖

下极俞

腰宜

腰眼

十七椎

腰奇

中泉

腰痛点

大骨空

外劳宫八邪

小骨空

中魁

气端

独阴

上肢部奇穴

穴位	定 位	主 治
肘尖	肘后区，尺骨鹰嘴的尖端	瘰疬
二白	前臂前区，腕掌侧远端横纹上4寸，桡侧腕屈肌腱的两侧，一肢2穴	痔疮疼痛，脱肛，前臂痛
中泉	前臂后区，腕背侧远端横纹上，指总伸肌腱桡侧的凹陷中	胸闷，胃痛，吐血
中魁	手指，中指背面，近侧指间关节的中点处	反胃，呕吐，呃逆
大骨空	手指，拇指背面，指间关节的中点处	目痛，目翳，吐泻，衄血
小骨空	手指，小指背面，近侧指间关节的中点处	目赤肿痛，目翳，咽喉肿痛
腰痛点	手背，第2、3掌骨间及第4、5掌骨间，腕背侧远端横纹与掌指关节的中点处，一手2穴	腰扭伤
外劳宫	手背，第2、3掌骨间，掌指关节后0.5寸(指寸)凹陷中	落枕，肩背痛
八邪	手背，第1～5指间，指蹼缘后方赤白肉际处，左右共8穴	烦热，手指麻木，手指拘挛，手背红肿
四缝	手指，第2～5指掌面的近侧指间关节横纹的中央，一手4穴	小儿疳积，顿咳
十宣	手指，十指尖端，距指甲游离缘0.1寸(指寸)，左右共10穴	中风，昏迷，癫证，高热，乳蛾，小儿惊风，指端麻木

背部奇穴

穴位	定 位	主 治
定喘	脊柱区，横平第7颈椎棘突下，后正中线旁开0.5寸	哮喘，咳嗽，项强，肩背痛，风疹
夹脊	脊柱区，第1胸椎至第5腰椎棘突下两侧，后正中线旁开0.5寸，一侧17穴	胸1～5夹脊：心肺、胸部及上肢疾病；胸6～12夹脊：胃肠、脾、肝胆疾病；腰1～5夹脊：下肢疼痛，腰骶、小腹部疾病
胃脘下俞	脊柱区，横平第8胸椎棘突下，后正中线旁开1.5寸	消渴，呕吐，腹痛，胸胁痛
痞根	腰区，横平第1腰椎棘突下，后正中线旁开3.5寸	腹中痞块，腰痛
下极俞	腰区，第3腰椎棘突下	腰痛，小便不利，遗尿
腰宜	腰区，横平第4腰椎棘突下，后正中线旁开3寸	腰痛
腰眼	腰区，横平第4腰椎棘突下，后正中线旁开约3.5寸凹陷中	腰痛，尿频，月经不调
十七椎	腰区，第5腰椎棘突下凹陷中	腰痛，腿痛，下肢痿痹，月经不调，痛经
腰奇	骶区，尾骨端直上2寸，骶角之间凹陷中	癫证，头痛，失眠，便秘

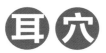

耳穴

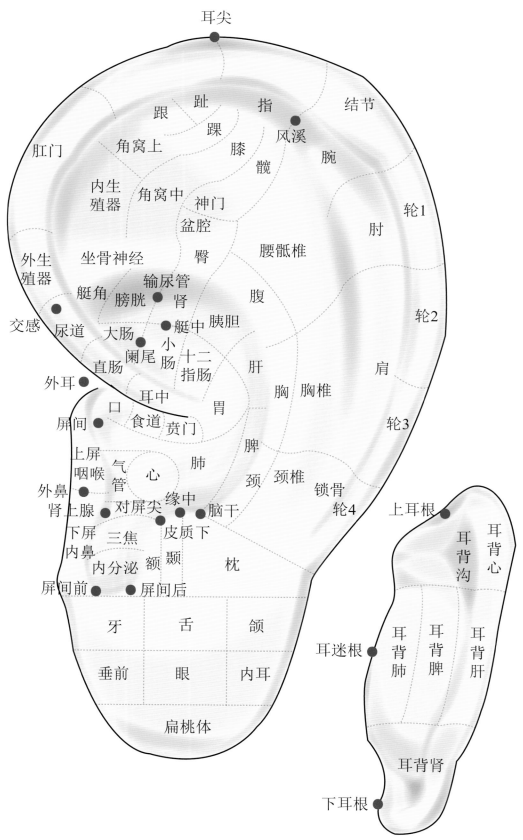

耳尖

跟 趾 指 结节
角窝上 踝 膝 风溪 腕
肛门 髋 轮1
内生殖器 角窝中 神门 肘
盆腔
坐骨神经 臀 腰骶椎
外生殖器 输尿管 腹
艇角 膀胱 肾 轮2
交感 尿道 艇中 胰胆
大肠 小肠 肩
直肠 阑尾 十二指肠 肝
外耳 耳中 胸 胸椎 轮3
口 食道 胃
屏间 贲门 脾
上屏 气管 肺 颈 颈椎
咽喉 心 锁骨
外鼻 缘中 脑干 轮4
肾上腺 对屏尖
下屏 三焦 皮质下 枕
内鼻 颞
屏间前 内分泌 额
屏间后
牙 舌 颌
垂前 眼 内耳
扁桃体

上耳根 耳背心
耳背沟
耳迷根 耳背肺 耳背脾 耳背肝
耳背肾
下耳根

穴位	定 位	主 治
耳中	耳轮脚	呃逆，荨麻疹，皮肤瘙痒症，小儿遗尿症，咯血
直肠	近屏上切迹的耳轮处，与大肠同水平	便秘，腹泻，脱肛，痔疮
尿道	直肠上方，与膀胱同水平的耳轮处	尿频，尿急，尿痛，尿潴留
外生殖器	尿道上方，与交感同水平的耳轮处	睾丸炎，副睾炎，外阴瘙痒症
肛门	与对耳轮上脚前缘相对的耳轮处	肛裂
耳尖	耳轮顶端，与对耳轮上脚后缘相对的耳轮处	发热，高血压，急性结膜炎，麦粒肿
肝阳	耳轮结节处	头晕头痛，高血压
轮1，轮2，轮3，轮4，轮5，轮6	自耳轮结节下缘至耳垂下缘中点划为5等分共6个点，由上而下依次为轮1、轮2、轮3、轮4、轮5、轮6	扁桃体炎，上呼吸道感染，发热
指	将耳舟分成6等分，自上而下的第1等分	甲沟炎，手指疼痛麻木
腕	耳舟的第2等分	腕部疼痛
风溪	指、腕之间	荨麻疹，皮肤瘙痒症，过敏性鼻炎
肘	耳舟的第3等分	肱骨外上髁炎，肘部疼痛
肩	耳舟的第4、5等分	肩关节周围炎，肩部疼痛
锁骨	耳舟的第6等分	肩关节周围炎
趾	对耳轮上脚后上方，近耳尖部	甲沟炎，趾部疼痛
跟	对耳轮脚前上方，近三角窝上部	足跟痛
踝	跟、膝两穴之间	踝关节扭伤
膝	对耳轮上脚的中1/3处	膝关节肿痛
髋	对耳轮上脚的下1/3处	髋关节疼痛，坐骨神经痛
臀	对耳轮下脚的后1/3处	坐骨神经痛，臀筋膜炎
坐骨神经	对耳轮下脚的前2/3处	坐骨神经痛
交感	对耳轮下脚的末端与耳轮交界处	胃肠痉挛，心绞痛，胆绞痛，输尿管结石，植物神经功能紊乱

穴位	定位	主治
颈椎	对耳轮体部，轮屏切迹至对耳轮上下脚分叉处分为五等分，下1/5为颈椎，中2/5为胸椎，上2/5为腰骶椎	落枕，颈椎综合征
胸椎		胸胁疼痛，经前乳房胀痛，乳腺炎，产后泌乳不足
腰骶椎		腰骶部疼痛
颈	颈椎前侧近耳腔缘	落枕，颈椎肿痛
胸	胸椎前侧近耳腔缘	胸胁疼痛，胸闷，乳腺炎
腹	腰骶椎前侧近耳腔缘	腹痛，腹胀，腹泻，急性腰扭伤
神门	三角窝内，对耳轮上下脚分叉处稍上方	失眠多梦，癌症，戒断综合征
盆腔	三角窝内，对耳轮上下脚分叉处稍下方	盆腔炎
角窝中	三角窝1/3处	哮喘
内生殖器	三角窝前1/3凹陷处	月经不调，白带过多，功能性子宫出血，遗精，早泄
角窝上	三角窝前上方	高血压
外耳	屏上切迹前方近耳轮部	外耳道炎，中耳炎，耳鸣
外鼻	耳屏外侧面正中稍前	鼻前庭炎，鼻炎
屏尖	耳屏上端隆起的尖端	发热，牙痛
肾上腺	耳屏下部隆起的尖端	低血压，风湿性关节炎，腮腺炎，间日疟，眩晕
咽喉	耳屏内侧面上1/2处	音哑，咽喉炎，扁桃体炎
内鼻	耳屏内侧面下1/2处	鼻炎，副鼻窦炎，鼻衄
对屏尖	对耳屏的尖端	哮喘，腮腺炎，皮肤瘙痒症，睾丸炎，副睾炎
缘中	对屏尖与轮屏切迹之间	遗尿，内耳眩晕症
枕	对耳屏外侧面的后1/3部	头痛，头晕，哮喘，癫痫，神经衰弱
颞	对耳屏外侧面的中1/3部	偏头痛
额	对耳屏外侧面的前1/3部	头痛，头晕，失眠，多梦

穴位	定　位	主　治
皮质下	对耳屏外侧面	痛症，间日疟，神经衰弱，假性近视
心	耳甲腔中央	心律不齐，心绞痛，无脉症，神经衰弱，口舌生疮
肺	耳甲腔中央周围	哮喘，音哑，痤疮，荨麻疹，扁平疣，戒断综合征
气管	耳甲腔内外耳道与心穴之间	咳喘
脾	耳甲腔后上方	腹泻，便秘，功能性子宫出血，白带过多，内耳眩晕症
内分泌	耳甲腔底部屏尖切迹内	痛经，月经不调，更年期综合征，痤疮，间日疟
三焦	耳甲腔底部内分泌内上方	便秘，腹胀，上肢外侧痛
口	耳轮脚下方前1/3处	面瘫，口腔炎，胆囊炎，胆石症，戒断综合征
食道	耳轮脚下方中1/3处	食道炎，食道痉挛，癔球
贲门	耳轮脚下方后1/3处	贲门痉挛，神经性呕吐
胃	耳轮脚消失处	胃痉挛，胃炎，失眠，牙痛，消化不良
十二指肠	耳轮脚上方后部	十二指肠溃疡，胆囊炎，胆石症，幽门痉挛
小肠	耳轮脚上方中部	消化不良，腹痛，心动过速，心律不齐
大肠	耳轮脚上方前部	腹痛腹泻，便秘，痢疾
阑尾	大、小肠穴之间	单纯性阑尾炎，腹泻
肝	耳甲艇后下部	胁痛，月经不调，高血压，假性近视，单纯性青光眼
胰胆	肝穴与肾穴之间	胆囊炎，胆石症，偏头痛，带状疱疹，耳鸣
肾	臀穴直下，耳甲艇上半部	腰痛，神经衰弱，哮喘，月经不调，遗精早泄

穴位	定 位		主 治
膀胱	肾穴与艇角穴之间		遗尿，尿潴留，腰痛，坐骨神经痛，后头痛
输尿管	肾穴与膀胱穴之间		输尿管结石、绞痛
艇角	耳甲艇前上角		前列腺炎，尿道炎
艇中	耳甲艇中央		腹痛腹胀，胆道蛔虫症，腮腺炎
目1	耳垂正面，屏间切迹前下方		假性近视
目2	耳垂正面，屏间切迹后下方		假性近视
牙	耳垂正面，从屏间切迹软骨下缘至耳垂下缘划三条等距水平线，再在第二水平线上引两条垂直等分线，从前向后，由上向下将耳垂分为九个区 1区：牙；2区：舌；3区：颌；4区：垂前；5区：眼；6区：面颊；8区：扁桃体；7区、9区：空白		牙痛，牙周炎，低血压
舌			舌炎，口腔炎
颌			牙痛，颞颌关节功能紊乱
垂前			神经衰弱，牙痛
眼			急性结膜炎，电光性眼炎，麦粒肿，假性近视
内耳			内耳眩晕症，耳鸣
面颊			周围性面瘫，三叉神经痛，痤疮，扁平疣
扁桃体			扁桃体炎，咽炎
上耳根	耳根最上缘		鼻出血
耳迷根	耳背与乳突交界的根部，耳轮脚对应处		胆囊炎，胆石症，鼻塞，心动过速，腹痛
下耳根	耳根最下缘		低血压
耳背沟	对耳轮上、下脚及对耳轮主干在耳背呈"Y"字型凹沟部		高血压，皮肤瘙痒症
耳背心	耳背上部		心悸，失眠，多梦
耳背脾	耳轮脚消失处的耳背部		胃痛，消化不良，食欲不振
耳背肝	耳背脾的耳轮侧		胆囊炎，胆石症，胁痛
耳背肺	耳背脾的耳根侧		咳喘，皮肤瘙痒症
耳背肾	耳背下部		头痛，头晕，神经衰弱

百种病症快速选穴

（各穴位下角数字为该穴位图所在页码）

病 症	选 穴	病 症	选 穴
上肢不遂	肩髃6 曲池6 外关26 合谷6	胎位不正	至阴18
下肢不遂	环跳28 阳陵泉28 足三里8 昆仑18	难产	三阴交12 合谷6 至阴18
口角㖞斜	地仓8 颊车8 合谷6 太冲32	乳少	乳根8 膻中36 少泽16
中风闭证	十二井穴* 水沟34 太冲32 丰隆10	子宫脱垂	百会34 气海36 维道28 子宫38
中风脱证	关元36 神阙36	小儿遗尿	中极36 膀胱俞18 三阴交12
眩晕	百会34 足三里8 脾俞18 胃俞18	小儿惊风	水沟34 印堂34 合谷6 太冲32
高血压	百会34 曲池6 太冲32 太溪22	小儿疳积	中脘36 四缝38 足三里8
头痛	百会34 太阳38 风池28 合谷6	小儿食积	足三里8 天枢8
巅顶痛	百会34 风池28 太冲32	小儿脑瘫	百会34 四神聪38 足三里8 悬钟28
偏头痛	悬颅28 颔厌28 风池28 足临泣28	风疹	曲池6 合谷6 血海12 膈俞18
三叉神经痛	太阳38 四白8 下关10 合谷6	疔疮	身柱34 灵台34 合谷6 委中18
面瘫	阳白28 下关10 翳风26 合谷6	腮腺炎	翳风26 颊车8 外关26 合谷6
面肌痉挛	太阳38 地仓8 翳风26 风池28	乳腺炎	肩井28 膺窗8 少泽16 太冲32
腰痛	肾俞18 腰眼40 委中18	乳腺小叶增生	屋翳8 乳根8 天宗16 肩井28
胁痛	期门32 阳陵泉28	阑尾炎	阑尾38 上巨虚8 天枢8
肩关节痛	阿是穴 肩髃6 肩髎26	痔疮	次髎18 会阳18 承山18 二白38
膝关节痛	阿是穴 犊鼻8 鹤顶38 委中18	疝气	关元36 三阴交12 大敦32 气海36
痫证发作	百会34 水沟34 后溪16	踝关节扭伤	解溪8 昆仑18 丘墟28
痫证间歇期	印堂34 鸠尾36 间使24 太冲32	腰扭伤	腰痛点40 腰眼40 委中18
癫狂	心俞18 肝俞18 丰隆10 神门14	落枕	外劳宫40 阿是穴 后溪16
不寐	四神聪38 神门14 三阴交12	肱骨外上髁炎	阿是穴 曲池6 手三里6 合谷6
抑郁焦虑	百会34 神门14 三阴交12 太冲32	丹毒	合谷6 曲池6 阴陵泉12 阿是穴
心悸	郄门24 神门14 心俞18 巨阙36	带状疱疹	局部围刺 夹脊40 合谷6 曲池6
风寒感冒	大椎34 风门18 列缺4	扁平疣	合谷6 四白8 三阴交12 血海12
风热感冒	大椎34 曲池6 外关26 合谷6	神经性皮炎	阿是穴 曲池6 血海12 膈俞18
咳嗽	肺俞18 尺泽4 列缺4	痤疮	合谷6 曲池6 内庭8 阳白28
哮喘	肺俞18 天突36 尺泽4 肾俞18	斑秃	百会34 风池28 太渊4 阿是穴

　　*十二井穴，十二经脉井穴的总称。即少商（肺经）、商阳（大肠经）、厉兑（胃经）、隐白（脾经）、少冲（心经）、少泽（小肠经）、至阴（膀胱经）、涌泉（肾经）、中冲（心包经）、关冲（三焦经）、足窍阴（胆经）、大敦（肝经）。

病 症	选 穴	病 症	选 穴
肺结核	肺俞$_{18}$ 膏肓$_{18}$ 尺泽$_4$ 太溪$_{22}$	目赤肿痛	合谷$_6$ 太阳$_{38}$ 晴明$_{18}$ 太冲$_{32}$
疟疾	大椎$_{34}$ 后溪$_{16}$ 间使$_{24}$	麦粒肿	晴明$_{18}$ 四白$_8$ 太阳$_{38}$ 行间$_{32}$
呃逆	内关$_{24}$ 膈俞$_{18}$ 足三里$_8$	近视	晴明$_{18}$ 光明$_{28}$ 风池$_{28}$ 肝俞$_{18}$
呕吐	中脘$_{36}$ 内关$_{24}$ 足三里$_8$	耳鸣、耳聋	翳风$_{26}$ 听会$_{28}$ 侠溪$_{28}$ 中渚$_{26}$
胃痛	中脘$_{36}$ 内关$_{24}$ 足三里$_8$	鼻窦炎	列缺$_4$ 合谷$_6$ 迎香$_6$ 印堂$_{34}$
腹痛	中脘$_{36}$ 神阙$_{36}$ 足三里$_8$	牙痛	合谷$_6$ 颊车$_8$ 下关$_8$
泄泻	天枢$_8$ 阴陵泉$_{12}$ 上巨虚$_8$ 脾俞$_{18}$	咽喉肿痛	合谷$_6$ 尺泽$_4$ 照海$_{22}$ 鱼际$_4$
痢疾	天枢$_8$ 上巨虚$_8$ 三阴交$_{12}$	口疮	地仓$_6$ 合谷$_6$ 劳宫$_{24}$ 廉泉$_{36}$
便秘	天枢$_8$ 支沟$_{26}$ 上巨虚$_8$ 大肠俞$_{18}$	晕厥	水沟$_{34}$ 中冲$_{24}$ 涌泉$_{22}$ 足三里$_8$
脱肛	百会$_{34}$ 长强$_{34}$ 大肠俞$_{18}$	虚脱	素髎$_{34}$ 水沟$_{34}$ 内关$_{24}$
黄疸	至阳$_{34}$ 胆俞$_{18}$ 阳陵泉$_{28}$ 太冲$_{32}$	高热	大椎$_{34}$ 十宣$_{38}$ 曲池$_6$ 合谷$_6$
小便不利	中极$_{36}$ 三阴交$_{12}$ 阴陵泉$_{12}$ 肾俞$_{18}$	抽搐	百会$_{34}$ 印堂$_{34}$ 水沟$_{34}$ 太冲$_{32}$
水肿	肾俞$_{18}$ 三焦俞$_{18}$ 水分$_{36}$ 阴陵泉$_{12}$	心绞痛	心俞$_{18}$ 厥阴俞$_{18}$ 内关$_{24}$ 膻中$_{36}$
遗精	关元$_{36}$ 志室$_{18}$ 三阴交$_{12}$	胆绞痛	胆俞$_{18}$ 肝俞$_{18}$ 日月$_{28}$ 阳陵泉$_{28}$
阳痿	肾俞$_{18}$ 关元$_{36}$ 三阴交$_{12}$	肾绞痛	肾俞$_{18}$ 关元$_{36}$ 阴陵泉$_{12}$ 三阴交$_{12}$
月经先期	关元$_{36}$ 血海$_{12}$	咯血	尺泽$_4$ 肺俞$_{18}$ 鱼际$_4$ 孔最$_4$
月经后期	气海$_{36}$ 三阴交$_{12}$	吐血	膈俞$_{18}$ 胃俞$_{18}$ 公孙$_{12}$ 内关$_{24}$
月经先后无定期	关元$_{36}$ 三阴交$_{12}$ 肝俞$_{18}$	鼻出血	合谷$_6$ 上星$_{34}$ 迎香$_6$ 孔最$_4$
痛经	中极$_{36}$ 次髎$_{18}$ 地机$_{12}$	便血	长强$_{34}$ 承山$_{18}$ 大肠俞$_{18}$ 次髎$_{18}$
闭经	中极$_{36}$ 足三里$_8$ 三阴交$_{12}$ 太冲$_{32}$	血尿	肾俞$_{18}$ 膀胱俞$_{18}$ 血海$_{12}$ 三阴交$_{12}$
经前期综合征	内关$_{24}$ 三阴交$_{12}$ 太冲$_{32}$	肥胖	曲池$_6$ 天枢$_8$ 阴陵泉$_{12}$ 丰隆$_{10}$
崩漏	关元$_{36}$ 三阴交$_{12}$ 隐白$_{12}$	戒烟	百会$_{34}$ 神门$_{14}$ 戒烟穴 *
带下病	带脉$_{28}$ 白环俞$_{18}$ 气海$_{36}$ 三阴交$_{12}$	黄褐斑	阳白$_{28}$ 太阳$_{38}$ 颧髎$_{16}$ 肝俞$_{18}$

* 戒烟穴，位于列缺与阳溪之间的敏感点。